U0216091

國家圖書館提供

宛鄰書屋本

（清）黃元御 撰

（清）張 琦 校刊

四聖心源

（影印珍藏版）

北京科學技術出版社

圖書在版編目（CIP）數據

宛鄰書屋本　四聖心源：影印珍藏版/（清）黃元御撰；（清）張琦校刊 . — 北京：北京科學技術出版社，2021.9

ISBN 978-7-5714-1645-4

Ⅰ . ①宛… Ⅱ . ①黃… ②張… Ⅲ . ①中醫典籍—中國—清代 Ⅳ . ① R2-52

中國版本圖書館 CIP 數據核字（2021）第 123715 號

策劃編輯：劉　立
責任編輯：劉　立
責任印製：李　茗
封面設計：源畫設計
出 版 人：曾慶宇
出版發行：北京科學技術出版社
社　　址：北京西直門南大街 16 號
郵政編碼：100035
電　　話：0086-10-66135495（總編室）
　　　　　0086-10-66113227（發行部）
網　　址：www.bkydw.cn
印　　刷：北京捷迅佳彩印刷有限公司
開　　本：880 mm×1230 mm　1/32
字　　數：80 千字
印　　張：9.875
版　　次：2021 年 9 月第 1 版
印　　次：2021 年 9 月第 1 次印刷
ISBN 978-7-5714-1645-4

定　　價：98.00 元

出版説明

黃元御，名玉路，字元御，一字坤載，號研農，別號玉楸子，山東昌邑人，生於 1705 年，卒於 1758 年，為清代著名醫學家。因其醫術精湛，乾隆皇帝曾御賜『妙悟岐黃』匾額。黃元御出生于書香門第，『常欲奮志青雲，以功名高天下』，不料三十歲時，因用功過度，突患眼疾，被庸醫誤治致左目失明，以致斷送仕途。哀痛之餘，黃元御發奮立志『生不為名相濟世，亦當為名醫濟人』，從此走上了棄儒從醫的道路。

黃元御一生著作醫籍頗豐，存世的有十一種：《素問懸解》《靈樞懸解》《難經懸解》《傷寒懸解》《金匱懸解》《傷寒說意》《四聖心源》《四聖懸樞》《素靈微蘊》《長沙藥解》《玉楸藥解》，其中《四聖心源》為黃氏醫書之會極。

《四聖心源》撰始於乾隆十四年（1749 年），殺青於乾隆十八年（1753 年），歷時四年多的時間。該書發黃帝、岐伯、越人、仲景四聖典籍之微旨，文辭圓融，『土樞四象、左升右降、一氣周流』醫理闡釋透徹，強調『醫家之藥，首在中氣』，在業內產生了極其深遠的影響。

世傳《四聖心源》版本較多，其中宛鄰書屋本是業內公認的最早流通的、最為精善的版本，為清代陽湖張琦校刊，曾被誤傳已經失傳。張琦年少好學，博覽方籍，尤重黃氏醫書，欲求其全書二十年而不得，終在道光九年（1829年）得此書，讀後『益歎其學之至精。長沙而後，一火薪傳，非自尊也』。張琦認為《四聖心源》為黃氏『諸書之會極』，乃校而刊之于道光十二年（1832年）。

目前市場上流通的版本多而雜亂，底本或據宛鄰書屋本校刻，或距《四聖心源》成書年代久遠，除此之外，多為傳抄，底本不明。四年前，本書責任編輯于中國國家圖書館幸得宛鄰書屋本，共兩冊（宛鄰書屋叢書第十五冊、第十六冊）十卷。每面高二十五點三釐米，廣十六點一釐米，十一行，行二十三字，天頭五點七釐米，地腳一點八釐米；半框長十七點八釐米，寬十四點二釐米；版心文字上魚尾上面為『四聖心源』『四聖心源後序』，上魚尾下面為『序』『目錄』『卷……』及頁碼，版心下端為『宛鄰書屋』；版式為四周單邊，花口，單黑魚尾。宛鄰書屋本具有較高的學術和文獻價值，今由中國國家圖書館原件掃描後，交由北京科學技術出版社獨家影印出版。本書的出版，對中醫學術界有正本清源、古為今用的重要意義。

北京科學技術出版社

辛丑年巳月

大聖心

原十番

道光十二年十月刻

醫有黃帝岐伯越人仲景四聖之書爭光日月人亡代薪

火無傳玉楸子憫後世作者不達其意既解傷寒金匱乃於

已巳二月作四聖心源解內外百病原始要終以繼先聖之

業創闢大暑遇事輟筆庚午四月北遊帝城十一月終南赴

清江辛未二月隨

駕武林四月還署研思舊草十得其九厥功未竟八月十五

開舟北上再客京華壬申十月作天人之解續成全書癸酉

二月解長沙藥性五月删定傷寒七月筆削金匱八月修溫

疫痘疹成於九月十七維時霖雨初晴商飈徐發落木飄零

黃葉滿階玉楸子處蕭涼之虛館坐寂寞之閒沐起他鄉之

遙恨生故國之綿思悲哉清秋之氣也顥然遠客之心矣爰

取心源故本加之潤色嗟乎往往者虞卿違趙而著春秋屈原

去楚而作離騷古人論述往往失地遠客成於羇愁鬱悶之

中及乎書竣業就乃心獨喜然後知當時之失意皆為後此

之得意無窮也向使虞卿終相趙國屈原永官楚邦則離騷

不作春秋莫著迄於今其人已朽其書不傳兩人之得意不

如其失意也當世安樂之人其得天者誠厚然隙駟不留尺

波電謝生存而處華屋零落而歸山坵身與夕露同睎名與

朝華並滅荊棘狐兔之中樵牧歌吟之下其為安樂者焉在

竊以為天之厚安樂之人不如其厚羇愁之士丈夫得失之

際非俗人之所知也顧自已巳以至壬申歷年多矣元草未

就是天既長與以窮愁之境而不頻假以蕭開之日帝眷之
御
隆何可恃也民時非多最之而已癸酉九月甲戌昌邑黄元

四聖心源目錄　　　　昌邑黄元御坤載著

四聖心源　目錄

宛鄰書屋

四聖心源卷一

昌邑 黃元御坤載著

昔在黃帝諮於岐伯作內經以究天人之奧其言曰善言
天者必有驗於人然則善言人者必有驗於天矣天人一
也未識天道焉知人理慨自越人仲景而後祕典弗著至
教無傳歎帝宰之杳茫悵民義之幽深徒託大象不測其
原空撫渺躬莫解其要人有無妄之疾醫乏不死之方群
稱乳虎衆號蒼鷹哀彼下泉之人念我同門之友作天人

降自然之性也升則爲陽降則爲陰陰陽異位兩儀分焉清

濁之間是謂中氣中氣者陰陽升降之樞軸所謂土也樞軸

運動清氣左旋升而化火濁氣右轉降而化水化火則熱化

水則寒方其半升未成火也名之曰木木之氣溫升而不已

積溫成熱而化火矣方其半降未成水也名之曰金金之氣

涼降而不已積涼成寒而化水矣水火金木是名四象四象

卽陰陽之升降陰陽卽中氣之浮沈分而名之則曰四象合

而言之不過陰陽分而言之則曰陰陽合而言之不過中氣

所變化耳四象輪旋一年而周陽升於歲半之前陰降於歲

半之後陽之半升則爲春全升則爲夏陰之半降則爲秋全

降則爲冬春生夏長木火之氣也故春溫而夏熱秋收冬藏

金水之氣也故秋涼而冬寒土無專位寄旺於四季之月各

十八日而其司令之時則在六月之間土合四象是謂五行

也

五行生剋

五行之理有生有剋木生火火生土土生金金生水水生木

木剋土土剋水水剋火火剋金金剋木其相生相剋皆以氣

而不以質也成質則不能生剋矣蓋天地之位北寒南熱東

溫西涼陽升於東則溫氣成春升於南則熱氣成夏陰降於

西則涼氣成秋降於北則寒氣成冬春之溫生夏之熱夏之

熱生秋之涼秋之涼生冬之寒冬之寒生春之溫土為四象

之母實生四象曰火生土者以其寄官在六月火令之後六

月濕盛濕為土氣也其實水火交蒸乃生濕氣六月之時火
在土上水在土下寒熱相逼是以濕動濕者水火之中氣土
寄位於西南南熱而西凉故曰火生土土生金也相剋者制
其太過也木性發散斂之以金氣則木不過散火性升炎伏
之以水氣則火不過炎土性濡濕疏之以木氣則土不過濕
金性收斂溫之以火氣則金不過收水性降潤滲之以土氣
則水不過潤皆氣化自然之妙也

藏府生成

人與天地相參也陰陽肇基爰有祖氣祖氣者人身之太極
也祖氣初凝美惡攸分清濁純雜是不一致厚薄完缺亦非
同倫後日之靈蠢壽夭貴賤貧富悉於此判所謂命秉於生

初也祖氣之內含抱陰陽陰陽之間是謂中氣中者土也土

分戊巳中氣左旋則為巳土中氣右轉則為戊土戊土為胃

巳土為脾巳土上行陰升而化陽陽升於左則為肝升於上

則為心戊土下行陽降而化陰陰降於右則為肺降於下則

為腎肝屬木而心屬火肺屬金而腎屬水是人之五行也五

行之中各有陰陽陰生五藏陽生六府腎為癸水膀胱為壬

水心為丁火小腸為丙火肝為乙木膽為甲木肺為辛金大

腸為庚金五行各一而火分君相藏有心主相火之陰府有

三焦相火之陽也

氣血原本

肝藏血肺藏氣而氣原於胃血本於脾蓋脾土左旋生發之

令暢故溫暖而生乙木胃土右轉收斂之政行故清涼而化

辛金午半陰生陰生則降三陰右降則爲肺金肺金即心火

之清降者也故肺氣清涼而性收斂子半陽生陽生則升三

陽左升則爲肝木肝木即腎水之溫升者也故肝血溫暖而

性生發腎水溫升而化木者緣巳土之左旋也是以脾爲生

血之本心火清降而化金者緣戊土之右轉也是以胃爲化

氣之原氣統於肺凡藏府經絡之氣皆肺金之所宣布也其

在藏府則曰氣而在經絡則爲衛血統於肝凡藏府經絡之

血皆肝血之所流注也其在藏府則曰血而在經絡則爲營

營衛者經絡之氣血也

精神化生

肝血溫升升而不已溫化爲熱則生心火肺氣清降降而不

已淸化爲寒則生腎水水之寒者六府之悉凝也陰極則陽

生故純陰之中又含陽氣火之熱者六府之盡發也陽極則

陰生故純陽之中又胎陰氣陰中有陽則水溫而精盈陽中

有陰則氣淸而神旺神發於心方其在肝神未旺也而已

其陽魂精藏於腎方其在肺精未盈也而先結其陰魄素問

隨神往來者謂之魂並精出入者謂之魄蓋陽氣方升未能

化神先化其魂陽氣全生則魂變而爲神魂者神之初氣故

隨神而往來陰氣方降未能生精先生其魄陰氣全降則魄

變而爲精魄者精之始基故並精而出入也

形體結聚

肝主筋其榮爪心主脈其榮色脾主肉其榮唇肺主皮其榮

毛腎主骨其榮髮凡人之身骨以立其體幹筋以束其關節

脈以通其營衛肉以培其部分皮以固其肌膚皮毛者肺金

之所生也肺氣盛則皮毛緻密而潤澤肌肉者脾土之所生

也脾氣盛則肌肉豐滿而充實脈絡者心火之所生也心氣

盛則脈絡疏通而條達筋膜者肝木之所生也肝氣盛則筋

膜滋榮而和暢髓骨者腎水之所生也腎氣盛則髓骨堅凝

而輕利五氣皆備形成而體具矣

五官開竅

肝竅於目心竅於舌脾竅於口肺竅於鼻腎竅於耳五藏之

精氣開竅於頭上是謂五官手之三陽自手走頭足之三陽

自頭走足頭為手足六陽之所聚會五藏陰也陰極生陽陽

性清虛而親上清虛之極神明出焉五神發露上開七竅聲

色臭味於此攷辨官竅者神氣之門戶也清陽上升則七竅

空靈濁陰上逆則五官窒塞清升濁降一定之位人之少壯

清升而濁降故上虛而下實人之衰老清陷而濁逆故下虛

而上實七竅之空靈者以其上虛五官之窒塞者以其上實

其實者以其虛也其虛者以其實也

五氣分主

肝屬木其色青其臭臊其味酸其聲呼其液泣心屬火其臭

焦其味苦其聲笑其液汗其色赤脾屬土其味甘其聲歌其

液涎其色黃其臭香肺屬金其聲哭其液涕其色白其臭腥

其味辛腎屬水其液唾其色黑其臭腐其味鹹其聲呻蓋入肝

主五色五藏之色皆肝氣之所入也入心為赤入脾為黃入

肺為白入腎為黑心主五臭五藏之臭皆心氣之所入也入

脾為香入肺為腥入腎為腐入肝為臊脾主五味五藏之味

皆脾氣之所入也入肺為辛入腎為鹹入肝為酸入心為苦

肺主五聲五藏之聲皆肺氣之所入也入腎為呻入肝為呼

入心為言入脾為歌腎主五液五藏之液皆腎氣之所入也

入肝為淚入脾為汗入肺為涕

五味根原

木曰曲直曲直作酸火曰炎上炎上作苦金曰從革從革作

辛水曰潤下潤下作鹹土爰稼穡稼穡作甘火性炎上上炎

則作苦水性閏下下潤則作鹹木性升發直則升而曲則不

升鬱而不升是以作酸金性斂從則降而革則不降滯而

不降是以作辛使坎離交姤龍虎迴環則火下炎而不苦水

上潤而不鹹木直升而不酸金從降而不辛金木者水火所

由以升降也木直則腎水隨木而左升金從則心火隨金而

右降木曲而不直故腎水下潤金革而不從故心火上炎而

交濟水火升降金木之權總在於土土者水火金木之中氣

左旋則化木火右轉則化金水實四象之父母也不苦不鹹

不酸不辛是以味甘巳土不升則水木下陷而作酸鹹戊土

不降則火金上逆而作苦辛緣土主五味四象之酸苦辛鹹

皆土氣之中鬱也四象之內各含土氣土鬱則傳於四藏而

作諸味調和五藏之原職在中宮也

五情緣起

肝之氣風其志為怒心之氣熱其志為喜肺之氣燥其志為
悲腎之氣寒其志為恐脾之氣濕其志為思蓋陽升而化火
則熱陰降而化水則寒離火上熱泄而不藏斂之以燥金則
火交於坎府坎水下寒藏而不泄動之以風木則水交於離
宮木生而火長金收而水藏當其半生未能茂長則鬱勃而
為怒既長而神氣暢達是以喜也當其半收將至閉藏則牢
落而為悲既藏而志意幽淪是以恐也物情樂生而惡降升
為得位降為失位得位則喜未得則怒失位則恐將失則悲
自然之性如此其實總土氣之迴周而變化也已土東升則

木火生長戊土西降則金水收藏生長則爲喜怒收藏則爲

悲恐若輪樞莫運升降失職喜怒不生悲恐弗作則土氣凝

滯而生憂思心之志喜故其聲笑笑者氣之升達而酣適也

腎之志恐故其聲呻呻者氣之沈陷而幽菀也肝之志怒故

其聲呼呼者氣方升而未達也肺之志悲故其聲哭哭者氣

方沈而將陷也脾之志憂故其聲歌歌者中氣結鬱故長歌

以瀉懷也

　精華滋生

陰生於上胃以純陽而含陰氣有陰則降濁氣下降是以清

虛而善容納陽生於下脾以純陰而含陽氣有陽則升清陽

上升是以溫暖而善消磨水穀入胃脾陽磨化渣滓下傳而

為糞溺精華上奉而變氣血氣統於肺血藏於肝肝血溫升

則化陽神肺氣清降則產陰精五藏皆有精悉受之於腎五

藏皆有神悉受之於心五藏皆有血悉受之於肝五藏皆有

氣悉受之於肺總由土氣之所化生也土爰稼穡稼穡作甘

穀味之甘者秉土氣也五穀香甘以養脾胃土氣充盈分輸

四子巳土左旋穀氣歸於心肺戊土右轉穀精歸於腎肝脾

胃者倉廩之官水穀之海人有胃氣則生絕胃氣則死胃氣

即水穀所化食為民天所關非細也

糟粕傳導

水穀入胃消於脾陽水之消化較難於穀緣脾土磨化全賴

於火火為土母火旺土燥力能剋水脾陽蒸動水穀精華化

為霧氣游溢而上歸於肺家肺金清肅霧氣降灑化而為水

如釜水沸騰氣蒸為霧也氣化之水有精有粗精者入於藏

府而為津液粗者入於膀胱而為溲溺溲溺通利胃無停水

糟粕後傳是以便乾靈樞營衛生會上焦如霧中焦如漚下

焦如瀆氣水變化於中焦漚者氣水方化而未盛也既其已

化則氣騰而上盛於胸膈故如霧露水流而下盛於膀胱故

如川瀆川瀆之決由於三焦素問靈蘭秘典三焦者決瀆之

官水道出焉蓋三焦之火秘則上溫脾胃而水道通三焦之

火泄則下陷膀胱而水竅閉靈樞本輸三焦者足太陽少陰

之所將太陽之別也上踝五寸別入貫腨腸出於委陽並太

陽之正入絡膀胱約下焦實則閉癃虛則遺溺以水性蟄藏

太陽寒水蟄藏三焦之火秘於腎藏則內溫而外清水府清

逼上竅常開是以氣化之水滲於膀胱而小便利若太陽寒

水不能蟄藏三焦之火泄於膀胱膀胱熱癃水竅不開脾胃

寒鬱但能消穀不能消水水不化氣上騰爰與穀滓並入二

腸而為泄利泄利之家水入二腸而不入膀胱是以小便不

利所謂實則閉癃者三焦之火泄於膀胱也

經絡起止

膽胃大腸小腸三焦膀胱是謂六府肝心脾肺腎心包是謂

六藏六藏六府是生十二經經有手足不同陽明大腸太陽

小腸少陽三焦是謂手之三陽經陽明胃太陽膀胱少陽膽

是謂足之三陽經太陰脾少陰腎厥陰肝是謂足之三陰經

太陰肺少陰心厥陰心主是謂手之三陰經手之三陽自手

走頭手陽明自次指出合谷循臂上廉入下齒左之右

右之左上挾鼻孔手太陽自小指從手外側循臂下廉上頸

至目內眥手少陽自名指循手表出臂外上頸至目銳眥三

經皆自臂外而走頭太陽在後少陽在中足之三

陽自頭走足足陽明行身之前自鼻之交頞循喉嚨入缺盆

下乳挾臍循脛外入大指次指足太陽行身之後自目內眥

上額交巔下項挾脊抵腰貫臀入膕中出外踝至小指足少

陽行身之側自目銳眥從耳後下頸入缺盆下胸循脇從膝

外廉出外踝入名指三經皆自腿外而走足陽明在前太陽

在後少陽在中足之三陰自足走胸足太陰行身之前自大

指上內踝入腹上膈足少陰行身之後自小指循內踝貫脊

上膈注胸中足厥陰行身之側自大指上內小腹貫膈

布脇肋三經皆自腿裏而走胸大陰在前少陰在後厥陰在

中手之三陰自胸走手手太陰自胸出腋下循臑內前廉入

寸口至大指手少陰自胸出腋下循臑內後廉抵掌後至小

指手厥陰自胸出腋下循臑內入掌中至中指三經皆自臂

裏而走手太陰在前少陰在後厥陰在中手三陽之走足

三陽之走足皆屬其本府而絡其所相表裏之藏足三陰之

走胸手三陰之走手皆屬其本藏而絡其所相表裏之府手

陽明與手太陰為表裏足陽明與足太陰為表裏手太陽與

手少陰為表裏足太陽與足少陰為表裏手少陽與手厥陰

為表裏足少陽與足厥陰為表裏六陽六陰分行於左右手
足是謂二十四經也

奇經部次

奇經八脈督任衝帶陽蹻陰蹻陽維陰維督脈行於身後起
於下極之俞並入脊裏上至風府入屬於腦諸陽之綱也任
脈行於身前起於中極之下循腹裏上關元入目絡舌諸陰
之領也衝脈起於氣衝並足少陰挾臍上行至胸中而散諸
經之海也帶脈起於季脇迴身一周環腰如帶諸經之約也
陽蹻起於跟中循外踝上行入於風池主左右之陽也陰蹻
起於跟中循內踝上行交貫衝脈主左右之陰也陽維起於
諸陽會維絡於身主一身之表也陰維起於諸陰交維絡於

四聖心原　卷一　十　宛鄰書屋

身土一身之裏也陽蹻陽維者足太陽之別陰蹻陰維者足

少陰之別凡此八脈者經脈之絡也經脈隆盛入於絡脈絡

脈滿溢不拘於經內漑藏府外濡腠理別道自行謂之奇經

也

營氣運行

水穀入胃化生氣血氣之慓悍者行於脈外命之曰衛血之

精專者行於脈中命之曰營營衛運行一日一夜周身五十

度人一呼脈再動一吸脈再動呼吸定息脈五動閏以太息

脈六動一息六動人之常也一動脈行一寸六動脈行六寸

靈樞脈度手之六陽從手至頭長五尺五六三丈手之六陰

從手至胸長三尺五寸三六一丈八尺五六三尺合二丈一

尺足之六陽從足至頭長八尺六八四丈八尺足之六陰從

足至胸長六尺五寸六六三丈六尺五六三尺合三丈九尺

蹻脈從足至目長七尺五寸二七一丈四尺二五一尺合一

丈五尺督脈任脈長四尺五寸二四八尺二五一尺合九尺

凡都合一十六丈二尺平人一日一夜一萬三千五百息一

息脈行六寸十息脈行六尺一日百刻一百三十五息

人氣半周於身脈行八丈一尺兩刻二百七十息人氣一周

於身脈行十六丈二尺百刻一萬三千五百息人氣五十周

於身脈行八百一十丈營氣之行也常於平旦寅時從手太

陰之寸口始自手太陰注手陽明足陽明注足太陰手少陰

注手太陽足太陽注足少陰手厥陰注手少陽足少陽注足

厥陰終於兩蹻督任是謂一周也二十八脈周而復始陰陽

相貫如環無端五十周畢明日寅時又會於寸口此營氣之

度也

衛氣出入

衛氣晝行陽經二十五周夜行陰藏二十五周衛氣之行也

常於平旦寅時從足太陽之睛明始睛明在目之內眥陽之

穴也平旦陽氣出於目目張則氣上行於頭循項下足太陽至

小指之端別入目內眥下手太陽至小指之端別入目銳眥

下足少陽至小指次指之端上循手少陽之分側下至名指

之端別入耳前下足陽明至中指之端別入耳下下手陽明

至次指之端其至於足也入足心出內踝下入足少陰經陰

蹻者足少陰之別屬於目內眥自陰蹻而復合於目交於足
太陽之睛明是謂一周如此者二十五周日入陽盡而陰受
氣矣於是內入於陰藏其入於陰也常從足少陰之經而注
於腎腎注於心心注於肺肺注於肝肝注於脾脾復注於腎
是謂一周如此者二十五周平旦陰盡而陽受氣矣於是外
出於陽經其出於陽也常從腎至足少陰之經而復合於目
衛氣入於陰則寐出於陽則寤一日百刻周身五十此衛氣
之度也難經營衛相隨之義言營行脈中衛行脈外相附而
行非謂其同行於一經也

內外感傷百變不窮溯委窮源不過六氣六氣了徹百病

崑逃義至簡而法至精也仲景既沒此義遂晦寒熱錯訛

燥濕乖謬診零素雪於寒泉厲温風於陽谷以水益水而愈

深以火益火而彌熱生靈夭札念之痛心作六氣解

六氣解

六氣名目

厥陰風木	足厥陰肝乙木
	手厥陰心主相火
少陰君火	手少陰心丁火
	足少陰腎癸水
少陽相火	手少陽三焦相火
	足少陽膽甲木
太陰濕土	足太陰脾己土
	手太陰肺辛金

陽明燥金　手陽明大腸庚金　足陽明胃戊土

太陽寒水　足太陽膀胱壬水　手太陽小腸丙火

六氣從化

天有六氣地有五行六氣者風火暑濕燥寒五行者木火土

金水在天成象在地成形六氣乃五行之魂五行即六氣之

魄人為天地之中氣秉天氣而生六府秉地氣而生五藏六

氣五行皆備於人身內傷者病於人氣之偏外感者因天地

之氣偏而人氣感之內外感傷者總此六氣其在天者初之氣

厥陰風木也在人則肝之經應之二之氣少陰君火也在人

則心之經應之三之氣少陽相火也在人則三焦之經應之

四之氣太陰濕土也在人則脾之經應之五之氣陽明燥金

也在人則大腸之經應之六之氣太陽寒水也在人則膀胱

之經應之天人同氣也經有十二六氣統焉足厥陰以風木

主令手厥陰火也從母化氣而為風手少陽以相火主令足

少陽木也從子化氣而為暑手少陰以君火主令足少陰水

也從妻化氣而為熱足太陽以寒水主令手太陽火也從夫

化氣而為寒足太陰以濕土主令手太陰金也從母化氣而

為濕手陽明以燥金主令足陽明土也從子化氣而為燥蓋

癸水上升而化丁火故手少陰以君火司氣而足少陰癸水

在從化之例丙火下降而化壬水故足太陽以寒水當權而

手太陽丙火在奉令之條木之化火也木氣方盛而火氣初

萌母強子弱故手厥陰以丁火而化氣于風木火氣既旺而

木氣巳虛子壯母衰故足少陽以甲木而化氣于相火土之

化金也土氣方盛而金氣初萌母強子弱故手太陰以辛金

而化氣于濕土金氣方旺而土氣巳虛子壯母衰故足陽明

以戊土而化氣于燥金母氣用事子弱未能司權則子從母

化子氣用事母虛不能當令則母從子化所謂將來者進成

功者退自然之理也

六氣偏見

人之六氣不病則不見凡一經病則一經之氣見平人六氣

調和無風無火無濕無燥無寒故一氣不至獨見病則

或風或火或濕或燥或寒或熱六氣不相交濟是以一氣獨

見如厥陰病則風盛少陰病則熱盛少陽病則暑盛太陰病

則濕盛陽明病則燥盛太陽病則寒盛也以此氣之偏盛定

緣彼氣之偏虛如厥陰風盛者土金之虛也少陰熱盛少陽

暑盛者金水之虛也太陰濕盛者水木之虛也陽明燥盛者

木火之虛也太陽寒盛者火土之虛也以六氣之性實則克

其所勝而侮所不勝虛則已所不勝者乘之而已所能勝者

亦來侮之也究之一氣之偏盛亦緣于虛厥陰能生則陽氣

左升而木榮其風盛者生意之不遂也少陰能長則君火顯

達而上清其熱盛者長氣之不旺也陽明能收則陰氣右降

而金肅其燥盛者收令之失政也太陽能藏則相火閉蟄而

下暖其寒盛者藏氣之不行也土爲四維之中氣木火之能

生長者太陰己土之陽升也金水之能收藏者陽明戊土之

陰降也中氣旺則戊巳轉運而土和中氣衰則濕盛而不運

土生於火而火滅于水土燥則克水土濕則水氣泛濫侮土

而滅火水泛土濕木氣不達則生意盤塞但能賊土不能生

火以培土此土氣所以困敗也血藏于肝而化于脾太陰土

燥則肝血枯而膽火炎未嘗不病但足太陰脾以濕土主令

足陽明胃從燥金化氣濕為本氣而燥為化氣是以燥氣不

敵濕氣之旺而陽易衰土燥為病者除陽明傷寒承

氣證外不多見一切內外感傷雜病盡緣土濕也

本氣衰旺

經有十二司化者六經從化者六經從化者不司氣化總以

司化者為主故十二經統于六氣病則或見司化者之本氣

或見從化者之本氣或司化者而見從化之氣或從化者而

覓司化之氣全視乎本氣之衰旺焉手少陰以君火司化足

少陰之水從令而化熱者常也而足少陰之病寒是從化者

自見其本氣以水性原寒手少陰之病寒是司化者而見從

化之氣以君火原從水化也足太陽以寒水司化手太陽之

火從令而化寒者常也而手太陽之病熱是從化者自見其

本氣以火性原熱足太陽之病熱是司化者而見從化之氣

以寒水原從火化也足厥陰以風木司化手厥陰之火從令

而化風手少陽以相火司化足少陽之木從令而化暑者常

也而手厥陰之病暑足少陽之病風是從化者自見其本氣

以火性生暑而木性生風也足太陰以濕土司化手太陰之

金從令而化濕手陽明以燥金司化足陽明之土從令而化

燥者常也而手太陰之病燥足陽明之病濕是從化者自見

其本氣以金性本燥而土性本濕也大抵足太陽雖以寒化

而最易病熱手少陰雖以熱化而最易病寒厥陰原以風化

而風盛者固多少陰雖以火化而火敗者非少金性本燥而

手太陰從土化濕者常有七八土性本濕而足陽明從金化

燥者未必二三也

　厥陰風木

風者厥陰木氣之所化也在天為風在地為木在人為肝足

厥陰以風木主令手厥陰心主以相火而化氣於風木緣木

實生火風木方盛子氣初胎而火令未旺也冬水閉藏一得

春風鼓動陽從地起生意乃萌然土氣不升固賴木氣以升

之而木氣不達實賴土氣以達焉蓋厥陰肝木生于腎水而

長于脾土水土溫和則肝木發榮木靜而風恬水寒土濕不

能生長木氣則木鬱而風生木以發達為性巳土濕陷抑遏

乙木發達之氣生意不遂故鬱怒而克脾土風動而生疏泄

凡腹痛下利亡汗失血之證皆風木之疏泄也肝藏血而華

色主筋而榮爪風動則血耗而色枯爪脆而筋急凡皆黑唇

青爪斷筋縮之證皆風木之枯燥也及其傳化乘除千變不

窮故風木者五藏之賊百病之長凡病之起無不因于木氣

之鬱以肝木主生而人之生氣不足者十常八九木氣抑鬱

而不生是以病也木為水火之中氣病則土木鬱迫水火不

交外燥而內濕下寒而上熱手厥陰火也木氣暢遂則厥陰

心主從令而化風木氣抑鬱則厥陰心主自現其本氣是以

厥陰之病下之則寒濕俱盛上之則風熱兼作其氣然也

少陽相火

暑者少陽相火之所化也在天爲暑在地爲火在人爲三焦

手少陽以相火主令足少陽膽以甲木而化氣于相火緣火

生于木相火旣旺母氣傳子而木令已衰也三焦之火隨太

陽膀胱之經下行以溫水藏出胭中貫膈腸而入外踝君火

升于足而降于手相火升于手而降于足少陽之火降水得

此火而後通調故三焦獨主水道素問靈蘭秘典三焦者決

瀆之官水道出焉膀胱者州都之官津液藏焉氣化則能出

矣蓋水性閉蟄而火性踈泄閉蟄則善藏踈泄則善出靈樞

本輸三焦者入絡膀胱約下焦實則閉癃虛則遺溺相火下

蟄水藏溫暖而水府清利則出不至於遺溺相火不至於閉癃

而水道調矣水之所以善藏者三焦之火秘於腎藏也此火

一泄陷於膀胱實則下熱而閉癃虛則下寒而遺溺耳手之

陽清足之陽濁清則升而濁則降手少陽病則不升足少陽

病則不降凡上熱之證皆甲木之不降於三焦無關也相火

本自下行其不下行而逆升者由於戊土之不降戊土與辛

金同主降斂土降而金斂之相火所以下潛也戊土不降辛

金逆行收氣失政故相火上炎足少陽雖從三焦化火而原

屬甲木病則兼現其本氣相火逆行則克庚辛甲木上侵則

賊戊土手足陽明其氣本燥木火雙刑則燥熱鬱發故少陽

之病多傳陽明然少陽之氣陰方長而陽方消其火雖盛而

亦易衰陰消陽長則壯陰長陽消則病病于相火之衰者十

之八九內傷驚悸之證 病于相火之旺者十之一二而已傷

少陽有之 皆相火之衰也 寒

少陰君火

熱者少陰君火之所化也在天為熱在地為火在人為心少

陰以君火主令手少陰心火也足少陰腎水也水火異氣而

以君火統之緣火位于上而生于下坎中之陽火之根也坎

陽升則上交離位而化火火升于水是以癸水化氣于丁火

水化而為火則寒從熱化故少陰之氣水火並統而獨以君

火名也君火雖降于手而實升于足陽盛則手少陰主令于
上而癸水亦成溫泉陰盛則足少陰司氣于下而丁火遂爲
寒灰以丁火雖司氣化而制勝之權終在癸水所恃者生土
以鎮之但土雖克水而百病之作率由土濕濕則不能克水
而反被水侮土者惟傷寒陽明承氣一證其餘則寒
水侮土者十九不止土潰則火敗故少陰一病必寒水泛濫
而火土俱負其勢熱也至于上熱者此相火之逆也火中有
液癸水之根相火上逆災及宮城心液消亡是以熱作凡少
陰病熱乃受累于相火實非心家之過而方其上熱必有下
寒以水火分離而不交也見心家之熱當顧及腎家之寒蓋
水火本交彼此相交則爲一氣不交則離析分崩逆爲冰炭

究之火不勝水則上熱不敵下寒之劇不問可知也血根于

心而藏于肝氣根于腎而藏于肺心火上熱則清心家之血

腎水下寒則暖腎家之氣故補肝之血則宜溫補心之血則

宜清補肺之氣則宜涼補腎之氣則宜暖此定法也

太陰濕土

濕者太陰土氣之所化也在天為濕在地為土在人為脾太

陰以濕土主令辛金從土而化濕陽明以燥金主令戊土從

金而化燥巳土之濕為本氣戊土之燥為子氣故胃家之燥

不敵脾家之濕病則土燥者少而土濕者多也太陰主升巳

土升則癸水與乙木皆升土之所以升者脾陽之發生也陽

虛則土濕而不升巳土不升則水木陷矣火金在上水木在

下火金降于戊土水木升于巳戊土不降則火金上逆巳

土不升則水木下陷其原總由于濕盛也子華子陰陽交則

生濕濕者水火之中氣上濕則化火而為熱下濕則化水而

為寒然上亦有濕寒下亦有濕熱濕旺氣鬱津液不行火盛

者薰蒸而生熱痰火衰者泛濫而生寒飲此濕寒之在上者

濕旺水鬱膀胱不利火衰者流溢而為白淫火盛者梗澀而

為赤濁此濕熱之在下者便黃者土色之下傳便赤者木氣

之下陷緣相火在水一綫陽根溫升而化乙木木中溫氣生

火之母升則上達而化火陷則下鬱而生熱木氣不達侵逼

土位以其鬱熱傳于巳土巳土受之于是浸淫于膀胱五行

之性病則傳其所勝其勢然也陰易盛而陽易衰故濕氣恒

長而燥氣恒消陰盛則病陽絕則死理之至淺未嘗難知後

世庸愚補陰助濕泄火伐陽病家無不夭枉于滋潤此古今

之大禍也

陽明燥金

燥者陽明金氣之所化也在天爲燥在地爲金在人爲大腸

陽明以燥金主令胃土從令而化燥太陰以濕土主令肺金

從令而化濕胃土之燥子氣而非本氣子氣不敵本氣之旺

故陰盛之家胃土恒濕肺金之濕母氣而非本氣母氣不敵

本氣之旺故陽盛之家肺金恒燥太陰性濕陽明性燥濕

調停在乎中氣旺則辛金化氣于濕土而肺不傷燥戊土化

氣于燥金而胃不傷濕中氣衰則陰陽不変而燥濕偏見濕

勝其燥則飲少而食減溺澁而便滑燥勝其濕則疾飢而善

渴水利而便堅陰易進而陽易退濕勝者常多燥勝者常少

辛金化濕者十之八九戊土化燥者百不二三陽明雖燥病

則太陰毎勝而陽明毎負土燥而水虧者傷寒陽明承氣證

外絶無而僅有是以仲景垂法以少陰負跌陽者爲順緣火

勝則土燥水勝則土濕燥則克水濕則反爲水侮水負則生

土負則死故少陰宜負而跌陽宜勝以土能勝水則中氣不

敗未有中氣不敗而人死者燥爲寒熱之中氣上燥則化火

而爲熱下燥則化水而爲寒反胃噎膈之家便若羊矢其胃

則濕而腸則燥濕爲陰邪陰性親下故根起于脾土而標見

于膝踝燥爲陽邪陽性親上故根起于大腸而標見于肘腕

所謂陽邪居下清邪居上一定之位也然上之燥亦因于下

之濕中風之家血枯筋縮其膝踝未嘗非燥使

巳土不濕則木榮血暢骨弱筋柔風自何求醫家識燥濕之

消長則仲景堂奧可階而升矣

太陽寒水

寒者太陽水氣之所化也在天爲寒在地爲水在人爲膀胱

太陽以寒水主令足太陽膀胱水也手太陽小腸火也火水

異氣而以寒水統之緣水位于下而生于上離中之陰水之

根也離陰降而下交坎位而化水水降于火是以丙火化氣

于壬水火化而爲水則熱從寒化故太陽之氣水火並統而

獨以寒水名也水性本寒少陽三焦之火隨太陽而下行水

得此火應當不寒不知水之不寒者癸水而非壬水也益水

以蟄藏爲性火秘于內水斂于外是謂平人木火主裏自內

而生長之故裏氣常溫金水主表自外而收藏之故表氣常

清血生于木火故血溫而內發氣化于金水故氣清而外斂

人之經脉厥陰在裏春氣之內生也次則少陰夏氣之內長

也次則陽明秋氣之外收也太陽在表冬氣之外藏也陽藏

則外清而內溫陽泄則內寒而外熱外易寒水而爲熱火內

易溫泉而爲寒冰外愈熱而內愈寒生氣絕根是以死也癸

水溫而壬水寒則治癸水寒而壬水熱則病癸水病則必寒

壬水病則多熱以丁火化於癸水故少陰之藏最易病寒壬

水化於丙火故太陽之府最易病熱是以病寒者獨責癸水

而不責壬水病熱者獨責壬水而不責癸水也

仲景傷寒以六經立法從六氣也六氣之性情形狀明白

昭揭醫必知此而後知六經之證六經之變化雖多總不

外乎六氣此義魏晉而後絕無解者先聖之法一線莫傳

凌夷至於今日不堪問矣

治厥陰風木法

桂枝苓膠湯

甘草　　桂枝　　白芍　　茯苓

當歸　　阿膠　　生薑　　大棗

上熱加黃芩下寒加乾薑附子

治少陰君火法

黃連丹皮湯

黃連　白芍　生地　丹皮

少陰病水勝火負最易生寒若有下寒當用椒附

治少陽相火法

柴胡芍藥湯

柴胡　黃芩　甘草　半夏

人參　生薑　大棗　白芍

治太陰濕土法

术甘苓澤湯

甘草　茯苓　白术　澤瀉

治陽明燥金法

百合五味湯

百合 石膏 麥冬 五味

甘草 茯苓 乾薑 附子

芩甘薑附湯

治太陽寒水法

太陽病最易化生濕熱以化氣於丙火而受制於濕土也

若有濕熱當用梔膏之類

二

四聖心源卷三

昌邑黃元御坤載著

六府化穀津液布揚流溢經絡會於氣口氣口成寸以決

死生微妙在脈不可不察醫法無傳脈理遂湮金簡長封

玉字永埋方書累架七診之義無聞醫錄連牀九候之法

莫著既迷罔於心中復綿昧於指下使跼蹐之餘命飽庸

妄之毒手顧此悢悢廢卷永懷作脈法解

脈法解

　　寸口脈法

飲食入胃腐化消磨手太陰散其精華游溢經絡以化氣

血血周流現於氣口以成尺寸氣口者手太陰肺經之動脈

也關前爲寸關後爲尺尺爲陰而寸爲陽關者陰陽之中氣

也寸口在魚際之分關上在大淵之分尺中在經渠之分心

與小腸候於左寸肺與大腸候於右寸肝膽候於左關脾胃

候於右關腎與膀胱候於兩尺心主三焦隨水下蟄亦此附

焉素問脈要精微論尺內兩傍則季脇也尺外以候腎尺裏

以候腹中附上左外以候肝內以候鬲右外以候胃內以候

脾兩關部也上附上右外以候肺內以候胸中左外以候

內以候膻中兩寸部也前以候前後以候後上竟上者胸喉

中事也下竟下者少腹腰股膝脛足中事也謹調尺寸而表

裏上下於此得矣蓋肺主藏氣而朝百脈十二經之氣皆受

之於肺平旦寅初肺氣流布起於寸口運行十二經中周而

復始一日一夜五十度畢次日平旦寅初復會於寸口寸口

者脈之大會〔此曰寸口乃寸尺三部〕之總〔各非但魚際巳也〕故十二經之盛衰悉見

於此靈樞經脈者常不可見也其虛實也以氣口知之

此氣口所以獨為五藏主也〔氣口即寸口手之三陽自手走 頭大小腸府雖至濁而經行頭〕

上則為至清故與心肺同候於兩寸越人十難實〔為定法近人乃欲候大小腸於兩尺悠繆極矣〕

寸口人迎脈法

氣口者手太陰經之動脈在魚際之下人迎者足陽明經之

動脈在結喉之旁太陰行氣於三陰故寸口可以候五藏陽

明行氣於三陽故人迎可以候六府以太陰為五藏之首陽

明為六府之長也藏陰盛則人迎小而寸口大虛則人迎大

而寸口小府陽衰則寸口大而人迎小旺則寸口小而人迎

大靈樞禁服寸口主中人迎主外春夏人迎微大秋冬寸口

微大如是者命曰平人人迎大一倍於寸口病在足少陽一

倍而躁在手少陽人迎二倍病在足太陽二倍而燥在手太

陽人迎三倍病在足陽明三倍而躁在手陽明盛則為熱虛

則為寒緊則痛痺代則乍甚乍間人迎四倍且大且數名曰

溢陽為外格死不治寸口大一倍於人迎病在足厥陰一倍

而躁在手厥陰寸口二倍病在足少陰二倍而躁在手少陰

寸口三倍病在足太陰三倍而躁在手太陰甚則脹滿寒中

食不化虛則熱中出糜少氣溺色變緊則痛痺代則乍痛

止寸口四倍且大且數名曰溢陰溢陰為內關死不治靈樞

經脈人迎與脈口即寸口也俱盛四倍以上命曰關格關格者與

之短期靈樞五色人迎盛堅者傷於寒氣口盛堅者傷於食

以氣口主裏傷食則陰鬱於內故氣口盛堅人迎主表傷寒

則陽鬱於外故人迎盛堅此診寸口人迎之法也寸口人迎之脈載在

經文後世乃有左為人迎右為
氣口之說無稽妄談不足辨也

三部九候脈法

十二經皆有動脈上部之動脈在頭中部之動脈在手下部

之動脈在足是為三部一部三候是為九候素問三部九候

論人有三部部有三候三候者有天有地有人也上部天兩

額之動脈足少陽之頷厭也上部地兩頰之動脈足陽明之

地倉大迎也上部人耳前之動脈手少陽之和髎也中部天

手太陰之太淵經渠也中部地手陽明之合谷也中部人手

少陰之神門也下部天足厥陰之五里也下部地足少陰之

太谿也下部人足太陰之箕門也下部之天以候肝地以候

腎人以候脾胃之氣中部之天以候肺地以候胸中之氣人

以候心上部之天以候頭角之氣地以候口齒之氣人以候

耳目之氣也下部之天女子則取太衝下部之人胃氣則候

於陽明之衝陽仲景謂之趺陽此三部九候之法也難經三部者寸

關尺也九候者浮中沈也與素問不同
此一部中之三部九候也另是一法

藏府脈象

五藏爲陰六府爲陽旣殊脈象攸分肝脈弦心脈洪脾

脈緩肺脈濇腎脈沈其甚者爲藏其微者爲府難經心脈急

甚者肝邪干心也微急者膽邪干小腸也心脈大甚者心邪

自干心也微大者小腸邪自干小腸也心脈緩甚者脾邪干

心也微緩者胃邪干小腸也心脈濇甚者肺邪干心也微濇

者大腸邪干小腸也心脈沈甚者腎邪干心也微沈者膀胱

邪干小腸也其他藏府依此類推甚者沈而得之微者浮而

得之大抵府脈浮數藏脈沈遲仲景脈法浮為在表沈為在

裏數為在府遲為在藏是也蓋陽外陰內一定之理府氣內

交藏氣外濟則陰陽平而脈息調府病則氣不內交是以但

浮而不沈藏病則氣不外濟是以但沈而不浮也 觀越人十
難一脈十

四時脈體

變之義大腸小腸俱候於心脈
可知欲候大小腸於兩尺之誤

天地之氣生長於春夏收藏於秋冬人與天地同氣也陽氣

生長則脈浮升陰氣收藏則脈沈降是以春之脈升夏之脈

浮秋之脈降冬之脈沈素問脈要精微論天地之變陰陽之

應彼春之暖為夏之暑彼秋之忿為冬之怒四變之動脈與

之上下以春應中規夏應中矩秋應中衡冬應中權是故冬

至四十五日陽氣微上陰氣微下夏至四十五日陰氣微上

陽氣微下陰陽有時與脈為期春日浮如魚之游在波夏日

在膚泛泛乎萬物有餘秋日下膚蟄蟲將去冬日在骨蟄蟲

周密君子居室升降浮沈隨時變更寸脈本浮而一變秋冬

則見沈意尺脈本沈而一變春夏則見浮浮機此氣化一定毫

髮不爽也仲景脈法春弦秋浮冬沈夏洪弦者浮升之象洪

者浮之極也浮者金氣方收微有降意而未能遽沈大約春

脈沈而微浮夏則全浮秋脈浮而微沈冬則全沈仲景脈法

真藏脈義

土者四維之中氣也脾以陰土而含陽氣故脾陽左升則化

肝木胃以陽土而胎陰氣故胃陰右降則化肺金金降於北

涼氣化寒是謂腎水木升於南溫氣化熱是謂心火肺肝心

腎四象攸分實則脾胃之左右升降而變化者也脾胃者四

藏之母母氣虧敗四子失養脈見真藏則人死焉故四藏之

脈心以胃氣爲本肝脈弦心脈鈎肺脈毛腎脈石脾胃脈緩

其弦鈎毛石而緩者是四藏之有胃氣也其弦鈎毛石而不

緩者是謂真藏脈真藏脈見胃氣敗竭必死不救也玉機真

藏論脾脈者土也孤藏以灌四旁者也平人氣象論平人之

常氣稟於胃胃者平人之常氣也人無胃氣曰逆逆者死人
以水穀爲本故人絕水穀則死脈無胃氣亦死所謂無胃氣
者但得眞藏脈不得胃氣也所謂眞藏脈者眞肝脈至中外
急如循刀刃責責然如按琴瑟弦色青白不澤毛折乃死眞
心脈至堅而搏如循薏苡子累累然色赤黑不澤毛折乃死
眞脾脈至弱而乍數乍疎色黃青不澤毛折乃死眞肺脈至
大而虛如以毛羽中人膚色白赤不澤毛折乃死眞腎脈至
搏而絕如指彈石辟辟然色黑黃不澤毛折乃死諸眞藏脈
見者皆死不治也五藏者皆稟氣於胃胃者五藏之本也藏
氣者不能自致於手太陰必因於胃氣乃至於手太陰也故
五藏各以其時自胃而至於手太陰邪氣勝者精氣衰也病

甚者胃氣不能與之俱至於手太陰故真藏之氣獨見獨見

者病勝藏也故曰死蓋土位乎中一身之元氣也土生於火

而火死於水故仲景垂訓以少陰貟跌陽為順少陰水勝則

火滅而土敗也自醫法失傳後世庸愚乃滋陰泄陽補水滅

火以敗胃氣以此毒天下而民從之良可哀也

浮沈大小

五藏之脈心肺俱浮腎肝俱沈脾胃居沈浮之間陽浮而陰

沈其性然也然陽主降而陰主升陽體雖浮而內含降意則

浮中帶沈陰體雖沈而內含升意則沈中帶浮沈而微浮則

陰不下走浮而微沈則陽不上飛若使寸脈但浮而不沈則

陽氣上逆而不交於陰尺脈但沈而不浮則陰氣下陷而不

交於陽水火分離下寒上熱諸病生矣升降陰陽之權全在

乎中中者土也巳土升則乙木上達而化清陽戊土降則辛

金下行而化濁陰陰陽交濟是以寸不但浮而尺不但沈土

之所以升降失職者木刑之也木生於水而長於土土氣冲

和則肝隨脾升膽隨胃降木榮而不鬱土弱而不能達木則

水氣鬱塞肝病下陷而膽病上逆木邪橫侵土被其賊脾不

能升而胃不能降於是兩關之脈大左關之大者肝脾之鬱

而不升也右關之大者膽胃之鬱而不降也膽木化氣於相

火膽木右降則相火下蟄而不上炎膽木逆升相火上炎而

刑金肺金被克清氣鬱蒸而生上熱於是右寸之脈亦大肝

木主升肝木不升生意抑遏而生下熱於是左尺之脈亦大

右寸之大者肺金之上逆也左尺之大者肝木之下陷也胃
主降濁胃逆則濁氣上填君廬不納惡心嘔吐之病生焉脾
主升清脾陷則清氣下瘀水穀不消脹滿泄利之病生焉肺
藏氣而性降肝藏血而性升金逆則氣不清降而上鬱木陷
則血不溫升而下脫肺主收斂肝主疏泄泄血升而不至於流
溢者賴肺氣之收斂也氣降而不至於固結者賴肝血之疏
泄也木陷則血脫於下而肺金失斂則血上溢金逆則氣鬱
於上而肝木不升則氣下結推之凡驚悸吐衄盜汗遺精之
病皆金氣不能降斂淋癃泄痢噯腐吞酸之病皆木氣不能
生發金逆而莫收斂則君火失根而左寸亦大木陷而行疏
泄則相火下拔而右尺亦大大者有餘之象也於其有餘之

中得其不足之意則脈之妙解而醫之至數也經所謂大則

病進者别有元機非後世醫書陽盛陰虛之說也

二十四脈

浮沈

浮沈者陰陽之性也難經呼出心與肺吸入腎與肝呼吸之

間脾受穀味也其脈在中陽性浮而陰性沈呼出為陽心肺

之氣也吸入為陰腎肝之氣也心肺之脈俱浮浮而大散者

心也浮而短濇者肺也腎肝之脈俱沈沈而濡實者腎也沈

而牢長者肝也脾居陰陽之中其氣在呼吸之交其脈在浮

沈之半其位曰關關者陰陽之關門陰自此升而為寸陽自

此降而為尺闗闗之權於是在焉故曰關也陽盛則寸浮陰

盛則尺沈陰盛於裏陽盛於表仲景脈法浮為在表沈為在

裏一定之法也然浮沈可以觀表裏不可以定陰陽三難關

以前者陽之動也脈當見九分而浮過者法曰太過減者法

曰不及遂上魚為溢此陰乘之脈也關以後者陰之動也脈

當一寸而沈過者法曰太過減者法曰不及遂入尺為覆此

陽乘之脈也陽乘陰位則清氣不升故下覆於尺陰乘陽位

則濁氣不降故上溢於魚溢者浮之太過而曰陰乘覆者沈

之太過而曰陽乘是則浮不可以為陽而沈不可以為陰浮

沈之中有虛實為浮之損小沈之實大是陽虛於裏而實於

裏也沈之損小浮之實大是陽虛於表而實於

加沈細夜加浮大晝死沈細夜死診者當於浮沈之中參以

虛實也

遲數

遲數者陰陽之氣也九難數者府也遲者藏也數則爲熱遲則爲寒經脈之動應乎漏刻一呼再動一吸再動呼吸定息而脈五動氣之常也過則爲數減則爲遲藏陰而府陽數則陽盛而爲府遲則陰盛而爲藏陽盛則熱陰盛則寒數之極則爲至遲之極則爲損一定之法也然遲不盡寒而數不盡熱脈法趺陽脈遲而緩胃氣如經也寸口脈緩而遲緩則陽氣長遲則陰氣盛陰陽相抱營衛俱行剛柔相得名曰強也氣長遲則陰氣盛陰陽相抱營衛俱行剛柔相得名曰強也是遲緩者趺陽寸口之常脈未可以爲寒也曰病人脈數數爲熱當消穀引食而反吐者以發其汗令陽氣微膈氣虛脈

乃數也數為客熱不能消穀胃中虛冷故也是數者陽明之

陽虛未可以為熱也凡脈或遲或數乖戾失度則死十一難

一呼再至曰平三至曰離經四至曰奪精五至曰死六至曰

命絕此至之脈也一呼一至曰離經二呼一至曰奪精三呼

一至曰死四呼一至曰命絕此損之脈也八之將死脈遲者

少脈數者多陽氣絕根浮空欲脫故脈見疾數大概一息七

八至以上便不可救虛勞之家最忌此脈若數加常人一倍

一息十至以上則死期迫矣

滑濇

滑濇者陰陽之體也滑則血盛而氣虛濇則血虛而氣盛肝

藏血而肺藏氣故肝脈滑而肺脈濇肺性收斂肝性生發收

斂則濇生發則滑金自上斂木自下發是以肺脈浮濇而肝

脈沈滑斂則氣聚發則氣散是以肺脈濇短而肝脈滑長氣

陽也而含陰血陰也而抱陽故滑為陽而濇為陰脈法大浮

數動滑此名陽也沈濇弱弦微此名陰也以金水之性收藏

木火之性生長則浮濇而生則沈滑長則浮滑而藏則沈

濇滑者生長之意濇者收藏之象而俱非平氣脈法脈有弦

緊浮滑沈濇名曰殘賊以其氣血之偏濇則氣盛而血病滑

則血盛而氣傷也寸應滑而尺應濇肺脈之濇者尺之始基

肝脈之滑者寸之初氣尺應濇而變滑則精遺而不藏寸應

滑而變濇則氣癃而不通寸過於滑則肺金不斂而痰嗽生

尺過於濇則肝木不生而淋痢作是以滑濇之脈均為病氣

大小

大小者陰陽之象也陽盛則脈大陰盛則脈小大爲陽而小

爲陰寸大而尺小者氣之常也寸過於大則上熱尺過於小

則下寒然有大不可以爲陽盛而小不可以爲陰盛者脈法

脈弦而大弦則爲減大則爲芤減則爲寒芤則爲虛寒虛相

搏此名爲革婦人則半產漏下男子則亡血失精盖陽衰土

濕水火不交火炎而金爍則關寸浮大水寒而木鬱則關尺

浮大肺金失其收斂肝木行其踈泄此亡血失精半產漏下

之原庸工以爲陰虛投以滋潤土敗則命殂是大不可以爲

陽盛也傷寒三日脈浮數而微病人身涼和者此爲欲解也

蓋邪退而正復則脈微是小不可以爲陰盛也凡木火泄露

則脈大金水斂藏則脈小陽泄則上熱而下寒陽藏則上清

而下溫勞傷虛損之脈最忌浮大陽根下斷浮大無歸則人

死矣故大則病進小則病退小脈未可以扶陽大脈未可以

助陰當因委而見源窮其大小所由來也

長短

長短者陰陽之形也長爲陽而短爲陰陽升於木火故肝脈

沈滑而長心脈浮滑而長陰降於金水故肺脈浮濇而短腎

脈沈濇而短也人莫不病發於陰進而病愈於陽長陰進則

脈短陽長則脈長故長則氣治而短則氣病然不宜過長過

長則木旺而金衰矣木者中氣之賊百病之長以木性發達

而百病之起多因於木氣之不達生意盤欝而克脾胃是以

氣愈欝而脈愈長木欝則協水以賊土合火而刑金故但顯

肝脈之長而不形肺脈之短金雖克木而凡人之病則金能

克木者少而木能侮金者多也盖木氣之所以能達者水土

溫而根本暖也水寒土濕生意不遂則木愈欝而氣愈盛所

以肝病則脈長也

緩緊

緩緊者陰陽之情也緩爲陽而緊爲陰緩者戊土之氣也脈

法趺陽脈遲而緩胃氣如經也曰胃氣和名曰緩營氣和名

曰遲曰寸口脈緩而遲緩則陽氣長遲則陰氣盛以土居四

象之中具木火之氣而不至於溫熱含金水之體而不至於

寒涼雍容和暢是以緩也緩則熱生脈法緩則胃氣實實則
穀消而水化也靈樞五癃津液中熱則胃中消穀腸胃充廓
故胃緩也然則傷寒陽明之脈必實犬而兼緩也緊者寒水
之氣也脈法假令亡汗若吐以肺裏寒故令脈緊也假令欬
者坐飲冷水故令脈緊也假令下利以胃中虛冷故令脈緊
也此內寒之緊也曰寸口脈浮而緊浮則為風緊則為寒風
則傷衛寒則傷營此外寒之緊也以水為冬氣冬時寒盛冰
堅地坼是以緊也緊則痛生曰營衛俱病骨節煩疼當發其
汗是外寒之痛也曰趺陽脈緊而浮浮為風緊為寒浮為腸
滿緊為腹痛浮緊相搏腹鳴而轉轉卽氣動膈氣乃下是內
寒之痛也然則傷寒少陰之脈必微細而兼緊也蓋陽盛則

緩陰盛則緊緩則生熱緊則生寒寒愈盛則愈緊熱愈盛則

愈緩以陽性發泄而陰性閉藏發而不藏所以緩也藏而不

‵發所以緊也

石芤

石芤者陰陽之虛也陽氣不降則腎脈石陰氣不升則心脈

芤石則外虛而內實芤則外實而內虛石者氣虛而不蟄也

陽體虛而陰體實水中無氣凝泣而沈結所以石也平人氣

象論平人之常氣禀於胃胃者平人之常氣也人無胃氣曰

逆逆者死冬胃微石曰平石多胃少曰腎病但石無胃曰死

平腎脈來喘喘累累如鈎按之而堅曰腎平冬以胃氣為本

病腎脈來如引葛按之益堅曰腎病死腎脈來發如奪索辟

辟如彈石曰腎死蓋坎中之陽生氣之原也陽根下斷陰魄

徒存堅實結鞕生氣全無是以死也老子桑弱者生之徒堅

強者死之徒此之謂也芤者血虛而不守也陰體實而陽體

虛火中無血消減而浮空所以芤也脈法趺陽脈浮而芤浮

者衛氣虛芤者營氣傷曰脈弦而大弦則爲減大則爲芤減

則爲寒芤則爲虛虛寒相搏此名曰革 芤減相合則名曰革後世芤外又有革脈

非婦人則半產漏下男子則亡血失精曰脈浮而緊按之反

芤此爲本虛故當戰而汗出也蓋離中之陰收氣之原也陰

根上斷陽魂徒存虛飄空洞收氣全無是以病也血陰也而

生於陽陽升則化火故溫暖和暢而吐陽魂陽虛血寒則凝

瘕而亡脫血脫則火泄而寒增是以失精亡血而脈芤者不

可助陰而泄陽蓋芄則營陰外脫而血中之溫氣亦亡也

促結

促結者陰陽之盛也脈法來緩時一止復來者名曰結脈

來數時一止復來者名曰促陽盛則促陰盛則結此皆病脈

曰脈藹藹如車蓋者名曰陽結也脈累累如循長竿者名曰

陰結也陰陽之性實則虛而虛則實實而虛者清空而無障

硋所以不結虛而實者壅滿而生阻隔所以脈結陽結則藹

藹鬱動如車蓋之升沈陰結則累累不平如長竿之勁節以

陽性輕清而陰性重濁故促結之象異焉驚悸之家脈多促

結以其陰陽之不濟也陽旺於木火陰盛於金水陽虛而生

驚者木火下虛陰氣凝澀而不化是以結也陰虛而生悸者

金水上虚陽氣鬱迫而不通是以促也脈法其脈浮而數不

能食身體重大便反鞭名曰陰結此藏府之結也蓋孤陽獨

陰燥濕偏盛寒熱不調其氣必結藏府經絡本為一氣藏氣

結則脈氣必結脈氣結則藏氣必結若夫代止之脈並無鬱

阻而中斷是營衛之敗竭非促結之謂也

　弦牢

　　弦者如弦之直

　　牢　弦而有力曰牢

弦牢者陰陽之旺也素問玉機真藏論春脈如弦四難牢而

長者肝也弦牢者肝家之脈非病也然弦牢之中而有濡弱

之象則肝平但有弦牢而無濡弱則肝病矣平人氣象論平

肝脈來耎弱招招如揭長竿末梢曰肝平長竿末梢者耎弱

之義也蓋木生於水而長於土水土温和則木氣發達而榮

暢水土寒濕則木氣枯槁而弦牢木之爲義愈鬱則愈盛弦

牢者木盛而土虛也弦爲裏濕支飮之阻衞陽則水氣抑遏

而爲弦脈法支飮急弦是也牢爲外寒寒邪之束營陰則木

氣鬱迫而爲牢脈法寒則牢堅是也弦亦爲寒脈法弦而

大弦則爲減大則爲芤減則爲寒芤則爲虛金匱脈雙弦

寒也偏弦者飮也以寒水不生木是以寒也弦亦爲痛傷寒

陽脈濇陰脈弦法當腹中急痛者先用小建中湯以風木而

賊土是以痛也脈以胃氣爲本木得胃氣則和緩不得胃氣

則弦牢平人氣象論平人之常氣稟於胃人無胃氣曰逆逆

者死春胃微弦曰平弦多胃少曰肝病但弦無胃曰死所謂

無胃氣者但得真藏脈不得胃氣也病肝脈來如循長竿曰

肝病死肝脈來急益勁如新張弓弦曰肝死新張弓弦者弦

牢之象肝家之真藏脈也

濡弱

　濡者如綿之耎
　耎而無力曰弱

濡弱者陽氣之衰也平人氣象論平肝脈來濡弱招招如揭

長竿末梢曰肝平脈法肝者木也其脈微弦濡弱而長肝病

自得濡弱者愈濡弱者肝家之脈非病也然耎弱之中而有

弦牢之意則肝平但有濡弱而無弦牢則肝病矣玉機真藏

論春脈如弦其氣耎弱輕虛而滑端直以長故曰弦端直以

長者弦牢之意也蓋木生於水而長於土木氣不達固賴土

氣達之上氣不升亦賴水氣升之冬令蟄藏水冰地坼一得

春氣鼓盪則閉蟄起而百物生是木能克土而亦能扶土以

乙木之生意卽巳土之陽左旋而上發者也生意濡弱則土

木之氣不能升達而肝脾俱病氣化於戊土而藏於肺血化

於巳土而藏於肝靈樞決氣脾藏營肝藏血肝脾者營血之

原也濡弱則營血虛衰脈法諸濡亡血諸弱發熱血亡則熱

發也傷寒脈濡而弱不可汗下以其血虛而陽敗也弦牢者

木氣之太過濡弱者木氣之不及太過則侮人不及則人侮

均能爲病也

散伏

散伏者陰陽之闔闢也氣闢而不闔則脈散氣闔而不闢則

脈伏散者氣泄而不藏也陰性聚而陽性散陽降於尺而化

濁陰則脈沈聚陰升於寸而化淸陽則脈浮散而聚散之權

則在於關關者陰陽之關鎖其散而不至於飛揚者有關以

閣之故散而能聚散而不聚則心病矣脈法傷寒欬逆上氣

其脈散者死謂其形損故也脈散者病家之大忌散脈一形

則氣血之脫亡在近精神之飛走不遠散見於寸猶可挽也

散見於尺無可醫矣伏者氣鬱而不發也陽性起而陰性伏

陰升於寸而化清陽則脈浮起陽降於尺而化濁陰則脈沈

伏而起伏之權則在於關關者陰陽之關鎖其伏而不至於

閉結者有關以關之故伏而能起伏而不起則腎病矣凡積

聚癥瘕停痰宿水之疾脈必伏結十八難伏者脈行筋下也

浮者脈在肉上行也故脈浮結者外有癰疾脈結者內有

積聚金匱脈來細而附骨者乃積也寸口積在胸中微出寸

口積在喉中關上積在臍旁上關上積在心下微下關積在

少腹尺中積在氣衝脈出左積在左脈出右積在右脈兩出

積在中央非但積聚如是凡一經將病則一氣先伏肝病者

木鬱心病者火鬱腎病者水鬱肺病者金鬱脾病者土鬱

則脈伏庚桑子人鬱則為病至理妙言診一氣之欲伏則知

一經之將病脈法伏氣之病以意候之此之謂也

動代

動代者陰陽之起止也氣欲發而不能則為動氣中歇而不

屬則爲代動者鬱勃而不息也脈法陰陽相搏名曰動陽動

則汗出陰動則發熱若數脈見於關上上下無頭尾如豆大

厥厥動搖者名曰動也關者中氣之變現陰陽之樞機陽自

此降而為陰自此升而為陽陰升於寸則遂其上浮之性
不至為動陽降於尺則遂其下沈之性不至為動惟陰欲升
脾土虛而不能升陽欲降胃土弱而不能降則二氣鬱勃於關
上而見動形陰陽鬱勃不能升降是以動而不止也鬱勃之
久不無勝負陽盛而動於關上則內泄營陰而汗出陰勝而
動於關下則外衛陽而發熱熱發則汗不出汗出則熱不
發汗出而熱發陰陽之勝負乃分方其動時陰陽鬱盪未知
將來之孰勝而孰負也動見於土位木氣盤塞而莫達甲木
不降乃懸虛而為驚乙木不升乃衝擊而為痛甲乙橫逆而
賊戊己則土氣敗矣代者斷續而不聯也靈樞根結一日一
夜五十營以營五藏之精不應數者名曰狂生五十動而不

一代者五藏皆受氣四十動一代者一藏無氣三十動一代
者二藏無氣二十動一代者三藏無氣十動一代者四藏無
氣不滿十動一代者五藏無氣與之短期與之短期者乍
乍數也乍踈乍數者斷續之象也蓋呼吸者氣之所以升降
也心肺主呼腎肝主吸脾居呼吸之間呼則氣升於心肺吸
則氣降於腎肝呼吸定息經脈五動故十息之間五十動內
即可以候五藏之氣一藏無氣則脈必代矣十一難脈不滿
五十動而一止一藏無氣者何藏也吸者隨陰入呼者因陽
出今吸不能至腎至肝而還故知一藏無氣者腎氣先盡也
由腎而肝由肝而脾由脾而心由心而肺一藏無氣者可類推矣代脈一
見死期在近不可治也

代為死脈與脾脈代之代不同脾脈
代者脾不主時隨四時而更代也此

四聖心源卷四

昌邑黃元御坤載著

脾爲己土以太陰而主升胃爲戊土以陽明而主降升降之

權則在陰陽之交是謂中氣胃主受盛脾主消化中氣旺則

胃降而善納脾升而善磨水穀腐熟精氣滋生所以無病脾

升則腎肝亦升故水木不鬱胃降則心肺亦降故金火不滯

火降則水不下寒水升則火不上熱平人下溫而上清者以

中氣之善運也中氣衰則升降窒腎水下寒而精病心火上

炎而神病肝木左鬱而血病肺金右滯而氣病神病則驚怯

而不寧精病則遺泄而不秘血病則凝瘀而不流氣病則痞

塞而不宣四維之病悉因於中氣中氣者和濟水火之機升

降金木之軸道家謂之黃婆嬰兒姹女之交非媒不得其義

精矣醫書不解滋陰泄火伐削中氣故病不皆死而藥不一

生益足太陰脾以濕土主令足陽明胃從燥金化氣是以陽

明之燥不敵太陰之濕及其病也胃陽衰而脾陰旺十八之

中濕居八九而不止也胃主降濁脾主升清濕則中氣不運

升降反作清陽下陷濁陰上逆人之衰老病死莫不由此以

故醫家之藥首在中氣中氣在二土之交土生於火而火死

於水火盛則土燥水盛則土濕泄水補火扶陽抑陰使中氣

輪轉清濁復位却病延年之法莫妙於此矣

黃芽湯

人參三錢　甘草二錢炙　茯苓二錢　乾薑二錢

煎大半盃溫服　中氣之治崇陽補火則宜參薑培土泄

水則宜甘苓其有心火上炎荒悸煩亂則加黃連白芍以

清心腎水下寒遺泄滑溏則加附子川椒以溫腎肝血左

鬱凝澀不行則加桂枝丹皮以舒肝肺氣右滯痞悶不逼

則加陳皮杏仁以理肺四維之病另有專方此四維之根

本也

陰陽

中氣升降是生陰陽陰陽二氣上下迴周陰位於下而下自

左升則爲清陽陽位於上而上自右降則爲濁陰清陽生發

於木火則不至於下陷濁陰收藏於金水則不至於上逆清

氣之不陷者陽噓於上也濁氣之不逆者陰吸於下也濁氣

不逆則陽降而化陰陽根下潛而不上飛清氣不陷則陰升

而化陽陰根上秘而不下走彼此互根上下環抱是曰平人

而清氣之左升賴乎陰中之陽生陽生則浮動而親上權在

己土濁陰之右降賴乎陽中之陰生陰生則沈靜而親下權

在戊土戊己升降全憑中氣中氣一敗則己土不升而清陽

下陷戊土不降而濁氣上逆此陰虛陽虛所由求也

　　陰虛

陰盛於下而生於上火中之液是曰陰根陰液滋息爰生金

水陰性沈靜其根一生則沈靜而親下者性也是以金收而

水藏而金水之收藏全賴胃土之降胃土右降金收於西而

水藏於北陽氣蟄封此木火生長之根本也胃土不降金水

失收藏之政君相二火泄露而升炎心液消耗則上熱而病

陰虛人知其金水之虧而不知其胃土之弱胃以陽體而含

陰魄旺則氣化而陰生以氣統於肺而實化於胃肺氣清降

而產陰精卽胃土之右轉而變化者也是宜降肺胃以助收

藏未可徒滋心液也

地魄湯

牡蠣煆研 三錢

甘草炙 二錢　半夏製 三錢　麥冬去心 三錢　芍藥 三錢　五味子研 一錢　元參 三錢

煎大半盃溫服　水爲陰而陰生於肺胃胃逆而肺金不

斂君相升泄則心液消亡而陰無生化之原麥冬芍藥雙

清君相之火半夏五味降攝肺胃之逆元參清金而益水

牡蠣斂神而藏精若熱傷肺氣不能化水則用人參黃耆

益氣生水以培陰精之原此補陰之法也

陽虛

陽盛於上而生於下水中之氣是曰陽根陽氣長養爰生木

火陽性浮動其根一生則浮動而親上者性也是以木生而

火長而木火之生長全賴脾土之升木生於東而

火長於南純陽之位陰氣萌滋此金水收藏之根本也脾土

不升木火失生長之政一陽淪陷腎氣漸亡則下寒而病陽

虛人知其木火之衰而不知其脾土之弱脾以陰體而抱陽

魂旺則血生而神化以血藏於肝而實生於脾肝血溫升而

化陽神即脾土之左旋而變化者也是宜升肝脾以助生長

不止徒溫腎氣也

　天魂湯

甘草二錢　桂枝三錢　茯苓三錢　乾薑三錢　人參三錢　附子三錢

煎大半盃溫服　火爲陽而陽升於肝脾脾陷而肝木不

生溫氣頹敗則陽無生化之源陷之根因於土濕土濕

之由原於水寒甘草茯苓培土而泄濕乾薑附子暖脾而

溫腎人參桂枝達木而扶陽若肝血虛弱不能生火則用

歸地首烏以培陽神之原以火清則神發血者神魂之母

也夫純陽則仙純陰則鬼陽盛則壯陰盛則病病於陰虛

者千百之一病於陽虛者盡人皆是也後世醫術乖訛乃

開滋陰之門率以陽虛之人而投補陰之藥禍流今古甚

可恨也

陰脫

陽自右降降於坎府而化濁陰則又含陽氣是謂陽根陽性

溫和而升散陰氣左升而不陷者有此坎陽以關之也其升

散之權全在於脾脾氣不升則精血馳走而陰脫二十難曰

脫陰者目盲目者陽明所發陽根於坎坎水陰也而中抱陽

氣坎陽溫升而生肝木肝藏血而舍魂魂即血中溫氣之漸

靈者溫化而為熱則魂化而為神陽神發露上開雙竅而為

兩目目乃陽神之所出入而游行也陰脫者陽根漸敗精血

失藏魂神不能發露是以目盲凡人之清旦目盲者是其陰

氣亡脫定主死期不遠名為脫陰而實以陽根之敗素問所

謂目受血而能視者亦是此理後人不解經義眼科書數千

百部悉以滋陰涼血泄火伐陽敗其神明以致眼病之家逢

醫則盲醫理元奧非上智不解乃以俗腐庸妄之徒無知造

孽以禍生靈可恨極矣

烏肝湯

甘草二錢　人參三錢　茯苓三錢　桂枝三錢　乾薑三錢　附子炮三錢　首烏蒸三錢

芍藥三錢

煎大盃溫服

陽脫

陰自左升升於離位而化清陽則又含陰精是謂陰根陰性
清肅而降斂陽氣右降而不逆者有此離陰以翕之也其降
斂之機全在於胃胃氣不降則神氣飛騰而陽脫二十難曰
脫陽者見鬼仙爲純陽鬼爲純陰人居陰陽之半仙鬼之交
陽脫則人將爲鬼同氣相感是以見之凡人之白晝見鬼者

是其陽氣亡脫亦將續登鬼錄矣

兎髓湯

甘草二錢人參三錢五味一錢半夏三錢龍骨煅研牡蠣煅研元參三錢

附子三錢

煎大半盃溫服　陽脫則白日見鬼陰脫則清旦目盲陰

陽既脫無方可醫於其將脫之前當見機而預防也

精神

神胎於魂而發於心而實根於坎陽精孕於魄而藏於腎而

實根於離陰陰根上抱是以神發而不飛揚陽根下蟄是以

精藏而不馳走陽神發達恃木火之生長而究賴太陰之升

陰精閉蟄資金水之收藏而終藉陽明之降太陰陽明所以

降金水以吸陽神升木火以嘘陰精者也陽明不降則火金

浮升而神飄於上太陰不升則水木沈陷而精遺於下蓋陽

中有陰則神清而善發陰中有陽則精溫而能藏脾陷則精

不交神胃逆則神不交精陽神飛蕩故生驚悸陰精馳走故

病遺泄陰升陽降權在中氣中氣衰敗升降失職金水廢其

收藏木火鬱其生長此精神所以分離而病作也培養中氣

降肺胃以助金水之收藏升肝脾以益木火之生長則精秘

而神安矣

神驚

神發於心而交於腎則神清而不搖神不交精是生驚悸其

原由於膽胃之不降乙木上行而生君火甲木下行而化相

火升則爲君而降則爲相雖異體而殊名實一本而同原也

相火之降賴乎胃土胃氣右轉陽隨土蟄相火下根是以膽

壯而神謐相火即君火之佐相火下秘則君火根深而不飛

動是以心定而神安胃土不降相火失根虛浮驚怯神宇不

寧緣君相同氣臣敗而君危故魂搖而神蕩也陽神秘藏則

甘寢而善記陽泄而不藏故善忘而不寐也胃土之不降由

於脾土之濕足陽明化氣於燥金性清降而收斂金收而水

藏之故陽蟄於坎府濕則胃土上鬱收令不行故火泄而陽

飛也火炎於上腎水沈寒陰凝氣結久而彌堅歷年增長狀

如懷子是謂奔㹠奔㹠者腎肝之陰氣聚而不散者也水寒

木枯鬱而生風搖撼不已則心下悸動悸見臍下則根本振

搖奔㹠發矣奔㹠上騰侮土陵心發作欲死最為劇證數年
之後漸而火敗土崩則人死矣大凡脾腎寒濕無不有驚悸
之證驚悸不愈必生奔㹠積塊此皆中氣虧損陰盛陽虛之
病也庸工不解以為心血不足乃以歸脾補心之方清涼滋
潤助陰伐陽百不一生最可傷也少陽相火其性甚烈而驚
悸之家則陽敗而火熄非少陽之旺也其相火極旺如小建
中炙甘草兩證乃少陽傷寒將傳陽明故以芍藥生地泄膽
胃之燥熱內傷中此證頗少也

　金鼎湯

甘草二錢　茯苓三錢　半夏三錢　桂枝三錢　芍藥三錢　龍骨二錢　牡蠣三錢

煎大半盃溫服　驚悸之證土濕胃逆相火不藏應用茯

苓去濕半夏降胃桂枝達肝芍藥斂膽龍骨牡蠣藏精聚

神以蟄陽根陽降根深則魂謐神安驚悸不作矣其上熱

者倍芍藥以清膽火下寒者加附子以溫腎水若病重年

深奔猶凝結少腹氣塊堅鞕漸寒此陰邪已盛緩用附子

當燥土去濕調其脾胃後以溫燥之藥熬膏貼之詳具奔

猶證中

精遺

精藏於腎而交於心則精溫而不走精不交神乃病遺泄其

原由於肝脾之不升丙火下行而化壬水癸水上行而化丁

火壬水主藏陽歸地下者壬水之蟄藏也壬水非寒則不藏

陰陽之性熱則發揚而寒則凝閉自然之理壬水蟄藏陽秘

於內則癸水溫暖溫氣左升是生乙木升而不巳積溫成熱

是謂丁火水之生木而化火者以其溫也木火生長陽氣發

達陰精和煦故不陷流壬水失藏則陽泄而腎寒水寒不能

生木木氣下鬱則生疏泄木以疏泄為性愈鬱則愈欲泄以

其生意不遂時欲發舒之故也遇夜半陽生木鬱慾動則夢

交接木能疏泄而水不蟄藏是以流溢不止也甚有木鬱而

生下熱宗筋常舉精液時流庸工以為相火之旺用知母黃

蘗泄之是益其癸水之寒而增其乙木之陷也乙木之升權

在巳土木生於水而實長於土土運則木達以脾陽升布寒

去溫回冰泮春生百卉榮華故也蓋戊土西降則化辛金北

行則化癸水巳土東行則化乙木南行則化丁火金水之收

藏寶胃陰之右轉木火之生長卽脾陽之左旋也土濕陽衰

生氣不達是以木陷而不升人知壬水之失藏而不知乙木

之不生知乙木之不生而不知己土之弗運乃以清涼固濟

之品敗其脾陽而遏其生氣病隨藥增愈難挽矣

玉池湯

甘草二錢　茯苓三錢　桂枝三錢　芍藥三錢　龍骨二錢　牡蠣三錢　附子三錢　砂仁一錢炒研去皮

煎大半盃溫服　遺精之證腎寒脾濕木鬱風動甘草茯

苓培土泄濕桂枝芍藥疏木清風附子砂仁暖水行鬱龍

骨牡蠣藏精斂神水土暖燥木氣升達風靜鬱消遺泄自

此其濕旺木鬱而生下熱倍茯苓白芍加澤瀉丹皮泄脾

濕而清肝熱不可謬用清涼滋潤敗其脾腎之陽益腎精

遺失泄其陽根久而溫氣亡脫水愈寒而土愈濕火土雙

虧中氣必敗未有失精之家陰虛而生燥熱者其术鬱下

熱脾陽未虧清其肝火不至爲害若脾陽已虧誤用清潤

則土敗而人亡矣仲景金匱亡血失精之義後人一綖不

解也

靈雪丹

甘草　薄荷　甘遂　朝腦　陽起石　紫蘇葉　各三錢

共研碗盛紙糊口細錐紙上密刺小孔另用碟覆碗上碗

邊寶餘半指黑豆麵固濟砂鍋底鋪粗砂加水坐碗砂上

出水一寸炭火煮五香水耗常添熱水水冷取出入麝香

少許研細酥少許人乳浸化蔥涕官粉煉蜜爲丸菉豆

大磁瓶封收津水研半丸掌上塗玉塵頭約一兩時塵頂

蘇麻便是藥力透徹秘精不泄甚有良功若遺泄不止勢

在危急先煉此藥封之日落研塗一夜不走腎精保固徐

用湯丸

氣血

氣統於肺血藏於肝而總化於中氣胃陽右轉而化氣氣降

則精生陰化於陽也脾陰左旋而生血血升則神化陽生於

陰也精未結而魄先凝故魄舍於肺氣魄者腎精之始基也

神未發而魂先見故魂舍於肝血魂者心神之初氣也氣陽

也而含陰魄是以清涼而降斂血陰也而吐陽魂是以溫暖

而升發及其魂升而神化則又降而爲氣魄降而精生則又

升而爲血盖精血温升則蒸騰而化神氣神氣清降則瀝陳

而化精血精神氣實一物也悉由於中氣之變化耳火金

上熱則神氣飛揚而不守水木下寒則精血泄溢而莫藏故

補養神氣則宜清涼而滋益精血則宜温暖氣秉辛金清涼

之性清則調暢熱則鬱蒸暢則冲虛鬱則滯塞滯塞而不降

故病上逆血秉乙木温暖之性温則流行寒則凝瘀行則鮮

明瘀則腐敗腐敗而不升故病下陷氣滯之家胸膈脹滿痰

嗽喘逆半緣上中之虛熱血瘀之人紫黑成塊盂碗傾泄多

因中下之虛寒下寒則肺氣之降於肝部者亦遂陷泄而不

升上熱則肝血之升於肺家者亦遂逆流而不降此氣血致

病之原也

　氣滯

肺主藏氣凡藏府絡經之氣皆肺家之所播宣也氣以清降
為性以心火右轉則化肺氣肺氣方化而已胎陰魄故其性
清蕭而降斂寶則順降逆升降則沖慮升則窒塞君相
之火下根癸水肺氣斂之也肺氣上逆收令不行君相升泄
而刑辛金則生上熱凡痞悶噯喘吐衄痰嗽之證皆緣肺氣
不降而肺氣不降之原則生於胃胃土逆升濁氣填塞故肺
無下降之路肺胃不降君相升炎火不根水必生下寒氣滯
之證其上宜涼其下宜暖涼則金收暖則水藏清肺熱而降
胃逆固是定法但不可以寒涼之劑泄陽根而敗胃氣益胃

逆之由全因土濕土濕則中氣不運是以陽明不降但用清

潤之藥滋中濕而益下寒則肺胃愈逆上熱彌增無有愈期

也

下氣湯

甘草二錢 半夏三錢 五味一錢 茯苓三錢 杏仁去皮尖三錢泡 貝母去心二錢 芍藥

二錢 橘皮二錢

煎大半盃溫服治滯在胸膈右肋者

氣積、

肺藏氣而性收斂氣病則積聚而不散而肝氣之積聚較多

於肺肺氣積聚則痞塞於心胸肝氣積聚則滯結於臍腹蓋

氣在上焦則宜降而旣降於下則又宜升升者肝之所司以

肝木主升生氣旺則氣升生氣不足故氣陷而下鬱也而肝

氣之下鬱總由太陰之弱以氣乘金令但能降而不能升降

而不至於下陷者特肝木之善達肝木之善達者脾土之左

旋也氣盛於肺胃而虛於肝脾故肺氣可泄而肝氣不可泄

氣積胸膈右肋宜泄肺胃以降之氣積臍腹左脇宜補肝脾

以升之此化積調氣之法也

達鬱湯

桂枝三錢　鱉甲三錢醋炙焦研　甘草二錢　茯苓三錢　乾薑三錢　砂仁一錢

煎大半盃溫服治積在臍腹左脇者　肺胃積氣在胸膈

右肋肝脾積氣在胸腹左脇皆中氣虛敗之病也補之則

愈悶破之則愈結蓋其本益虛其標益實破之其本更虛

補之其標更實是以俱不能效善治者肺胃之積泄多而

補少肝脾之積補多而泄少半補而半行之補不至於壅

閉行不至於削伐正氣漸旺則積聚消磨矣

血瘀

肝主藏血凡臟腑經絡之血皆肝家之所灌注也血以溫升

為性緣腎水左旋則生肝血肝血方生而已抱陽魂故其性

溫和而升散實則直升虛則遏陷升則流暢陷則凝瘀益血

中溫氣化火之本而溫氣之原則根於坎中之陽坎陽虛虧

不能發生乙木溫氣衰損故木陷而血瘀久而失其華鮮是

以紅變而紫紫變而黑木主五色凡肌膚枯槁目皆青黑者

皆是肝血之瘀而肝血不升之原則在於脾脾土濕陷生氣

遏抑故肝無上達之路肝脾不升原因陽衰陰旺多生下寒

而溫氣抑鬱火胎淪陷往往變而為熱然熱在於肝而脾腎

兩家則全是濕寒不可專用清潤至於溫氣頹敗下熱不作

者十之六七未可概論也血瘀之證其下宜溫而上宜清溫

則木生清則火長若木鬱而為熱乃變溫而為清而脾腎之

藥則純宜溫燥無有二法以脾陷之由全因土濕土濕之故

全因水寒腎寒脾濕則中氣不運是以太陰不升水土濕寒

中氣埋鬱君相失根半生上熱若誤認陰虛滋濕生寒天杠

人命百不一救也

破瘀湯

甘草二錢　茯苓三錢　丹皮三錢　桂枝三錢　丹參三錢　桃仁三錢去皮尖
乾薑三錢

首烏蒸三錢

煎大半盃溫服

血脫

肝藏血而性疏泄血病則脫亡而不守未脫之先溫氣虛虧凝瘀不流瘀少則結積而不下瘀多則注泄而莫藏凡便溺流灕崩漏不禁紫黑成塊腐敗不鮮者皆陽虛而木陷血瘀而弗容也蓋木性善達水土寒濕生氣不達是以血瘀木鬱風動疏泄不斂是以血脫而肺血之脫亡較多於肝肝血下脫則遺泄於便溺肺血上流則吐衄於口鼻以血在下焦則宜升而餁升於上則又宜降降者肺之所司緣肺金主收收氣盛則血降收氣不足故血湧而上溢也而肺血之上溢總

由陽明之虛以血秉木氣但能升而不能降升而不至於上

溢者恃肺金之善斂肺金之收斂者胃土之右轉也血盛於

肝脾而虛於肺胃其脫於便溺則由肝脾之寒其脫於口鼻

或緣肺胃之熱而陽衰土濕中氣頹敗實為脫血之根若專

用清涼滋潤助陰伐陽以敗中氣人隨藥殞百不一生此非

血病之必死皆粗工之罪也

衄血

肺竅於鼻肺氣降斂則血不上溢肺氣逆行收斂失政是以

為衄其原因於胃土之不降靈樞百病始生卒然多食飲則

腸滿起居不節用力過度則絡脈傷陽絡傷則血外溢血外

溢則衄血陰絡傷則血內溢血內溢則後血衄血者陽絡之

傷則營血逆流而衛氣不能斂也肺主衛氣其性收斂血升

而不溢者賴衛氣斂之而衛氣之斂由於肺降降則收令君

也而肺氣之降機在胃土胃土上壅肺無降路收令失政君

相升泄肺金被刑營血不斂故病鼻衄而火炎金傷不皆實

熱多有中下濕寒胃逆而火泄者至於並無上熱而鼻衄時

作則全因土敗而胃逆未可清金而泄火也外感傷寒之衄

亦非關火盛緣寒傷衛氣營血鬱而衛閉衛氣壅遏蓄而莫容

逆循鼻竅以泄積鬱衛氣升發故衝營血而為衄證衄則衛

鬱泄而表病解原非火旺金刑之故也

仙露湯

麥冬三錢　五味一錢　貝母二錢　半夏三錢　柏葉三錢　甘草二錢　芍藥三錢　杏仁

煎大半盃溫服 衂血之證火泄金刑氣傷血沸宜清金

斂肺以回逆流而必並降胃氣降胃必用半夏近世誤以

血證爲陰虛半夏性燥不宜血家非通人之論也若上熱

非盛而衂證時作則全因中下濕寒當加乾薑茯苓溫燥

之藥若大衂之後氣泄陽亡厥逆寒冷宜加參耆薑附以

續微陽清潤之藥切不可用

吐血

血斂於肺而降於胃肺氣能收則鼻不衂胃氣善降則口不

吐肺氣莫收經絡之血乃從鼻衂胃氣莫降藏府之血因自

口吐而肺氣之斂亦因胃氣之降吐衂之證總以降胃爲主

胃氣不降原於土濕土濕之由原於寒水之旺水寒土濕中

氣埋鬱血不流行故凝瘀而紫黑蓄積莫容勢必外脫土鬱

而無下行之路是以上自口出咂嘔吐瘀血紫黑成塊皆土

敗陽虛中下濕寒之證瘀血去後寒濕愈增徒食減而不

消飲少而不化一旦土崩而陽絕則性命傾殞故大吐瘀血

之家多至於死其血色紅鮮者則緣肺熱然始因上熱而究

變中寒以血藏於肝而肝木生火心火之熱即血中之溫氣

所化血去而血中之溫氣亡泄是以大失血後寒慄而戰搖

也而其上熱之時推其中下亦是濕寒蓋君相之火隨戊土

下降而歸坎水則上清而下暖胃土不降則君相升泄非戊

土之逆而火何以升非己土之濕而胃何以逆非癸水之寒

而土何以濕胃逆火泄升炎於上而坎陽絕根其腎水必寒

寒水泛溢其脾土必濕理自然也若夫零星咯吐見於痰唾

之中者其證稍緩以血去非多則氣泄有限雖亦中下寒濕

而一時不至困敗但一遭庸手八服清潤敗其中氣則亦歸

死亡耳血證是虛勞大病半死半生十僅救五而唐後醫書

皆滋陰泄火今古雷同百不救一實可哀也

靈雨湯

甘草二錢　人參二錢　茯苓三錢　半夏三錢　乾薑三錢　柏葉三錢　丹皮三錢

煎大半盃溫服治大吐瘀血者　吐血之證中下濕寒凝

瘀上湧用人參甘草補中培土茯苓乾薑去濕溫寒柏葉

清金斂血丹皮疏木行瘀自是不易之法尤當重用半夏

以降胃逆血本下行肺胃既逆血無下行之路陳菀腐敗

勢必上湧舊血既去新血又瘀逆行上竅遂成熟路再投

清潤之藥助其寒濕中氣敗亡速之死矣若溫中燥土令

其陽回濕去復以半夏降逆使胃氣下行瘀血既吐鮮血

自不再求若下寒甚者蜀椒附子亦當大用其零星咯吐

紅鮮不凝雖有上熱亦非實火稍加麥冬貝母略清肺熱

總以泄濕培土為主不可過用苦寒也

白茅湯

人參三錢　甘草二錢　茯苓三錢　半夏三錢　麥冬三錢去心　茅根三錢　芍藥三錢五

味子一錢

煎大半盂溫服治零星吐鮮血者　血之零吐紅鮮者雖

緣土濕胃逆而肺家不無上熱泄濕降逆之中自宜加清

肺之藥若相火極旺則加黃芩而倍芍藥仲景三黃瀉心

湯是治相火之極旺者但此等頗少未易輕用若上熱不

敵下寒之劇當大溫水土清潤諸法切不可用也

便血

血生於脾藏於肝肝脾陽旺血溫而升故不下泄水寒土濕

脾陷木鬱風動而行疏泄之令則後脫於大便陽氣收斂則

土溫而水暖其脾濕而腎寒者庚金之收令不行也後世以

爲腸風而用清潤脾陽愈敗而愈陷無有止期也其肝脾陽

敗紫黑瘀腐當補火燥土以回殘陽暖血溫肝而升鬱陷若

痔漏脫肛之治亦依此法通之

桂枝黃土湯

甘草二錢 白朮三錢 附子三錢 阿膠三錢 地黃三錢 黃芩二錢 桂枝二錢竈中

黃土三錢

煎大半盃溫服　便血之證亦因水土寒濕木鬱風動之

故仲景黃土湯朮甘附子溫寒膠地黃芩清風泄火

相火黃土燥濕扶脾法莫善矣此加桂枝以達木鬱亦甚精

密

溺血

水寒土濕脾陷木鬱風動而行疏泄穀道不收則後泄於大

腸水道不斂則前淋於小便陽氣蟄藏則土溫而水暖其脾

濕而腎寒者壬水之藏令不行也水性蟄藏木性疏泄水欲

藏而不能藏是以流漓而不止木欲泄而不能泄是以梗澀

而不利緣木愈鬱則愈欲泄愈欲泄則愈鬱鬱生下熱小便

赤數雖火盛之極而實以脾腎之陽虛泄濕燥土升木達鬱

自是主法寒者溫之熱者清之然熱在乙木不在脾土在肝

則宜清涼至於脾家但宜溫燥雖肝熱極盛不可泄其脾土

也

寧波湯

甘草二錢　桂枝三錢　芍藥三錢　阿膠三錢　茯苓三錢　澤瀉三錢　梔子三錢髮灰

三錢猪脂煎研

煎大半盃溫服　溺血與便血同理而木鬱較甚故梗澀

痛楚苓澤甘草培土泄濕桂枝芍藥達木清風阿膠髮灰

滋肝行瘀梔子利水泄熱之熱若瘀血紫黑纍塊堅阻加膀胱之熱

丹皮桃仁之類行之此定法也

病不過內外感傷而雜病之傳變百出不窮感傷者百病
之綱百病者感傷之目譬如水木源本則合而支派攸分
雖殊途而同歸實一致而百慮先聖既往此道絕傳博考
方書秕說萬狀縱身若松柏未必後雕況資如蒲柳動輒
零謝申之以雜病之侵凌盆之以羣工之毒藥真輕塵之
棲弱草朝露之落薤上矣痛昔親從凋亡手足傷殘荒草
頹墳煙籠霧鎖感念存歿情何可言作雜病解

鼓脹者中氣之敗也肺主氣腎主水人身中半以上爲陽是

謂氣分中半以下爲陰是謂水分氣盛於上水盛於下陰陽

之定位也而氣降則生水水升則化氣陰陽互根氣水循環

究其轉運之樞全在中氣中氣一敗則氣不化水而抑鬱於

下是謂氣鼓水不化氣而泛濫於上是爲水脹靈樞營衛生

會上焦如霧中焦如漚下焦如瀆上焦氣盛故如霧露之空

濛下焦水盛故如川瀆之注瀉而氣水變化之原出於中焦

中焦者氣水之交氣方升而水方降水欲成氣氣欲成水氣

水未分故其形如漚氣之化水由於肺胃水氣不化氣由於肝

脾肺胃右降則陰生故清涼而化水水氣不化水者肺胃之不

降也肝脾左升則陽生故溫暖而化氣水不化氣者肝脾之

不升也氣不化水則左陷於下而爲氣鼓水不化氣則右逆

於上而為水脹而其根總因土濕而陽敗濕土不運則金水

鬱而升降窒故也

氣鼓

氣從上降而推原其本實自下升坎中之陽氣之根也氣升

於肝脾肝脾左旋溫暖而化清陽是氣升於水分也肝脾不

升陰分之氣堙鬱而下陷故臍以下腫木性善達其發達而

不鬱者水溫土燥而陽升也水寒土濕脾陽下陷肝木不達

抑遏而剋脾土肝脾鬱迫而不升運是以凝滯而為脹滿肝

氣不達鬱而生熱傳於脾土脾土受之以其濕熱傳於膀胱

五行之性病則傳其所勝勢固然也土燥則木達而水清土

濕則氣滯不能生水木鬱不能泄水故水道不利加之以熱

故淋澀而黃赤脾土既陷胃土必逆脾陷則肝木下鬱胃逆

則膽火上鬱其下熱者肝木之不升也其上熱者膽火之不

降也病本則屬濕寒而病標則為濕熱宜泄濕行鬱補脾陽

而達木氣清利膀胱之鬱熱也

桂枝薑砂湯

茯苓三錢　澤瀉三錢　桂枝三錢　芍藥三錢　甘草三錢炙　砂仁一錢炒研　乾薑三錢

煎大半盃入砂仁畧煎去渣入西瓜漿一湯匙溫服　膀

胱濕熱小便紅澀者加梔子清之脾肺濕旺化生鬱濁腐

敗膠粘不得下行宜用瓜蒂散行其痰飲在下則泄利而

出在上則嘔吐而出去其菀陳然後調之　續隨子仁最

下痰飲用白者十數粒研碎去油服之痰水卽下

瓜蒂散

瓜蒂二十個研 赤小豆三錢研 香豉三錢研

熱水一盃煮香豉令濃去渣調二末溫服取吐下為度病

重人虛者不可服此當用葶藶散

水脹

水從下升而推原其本實自上降離中之陰水之根也水降

於肺胃肺胃右轉清涼而化濁陰是水降於氣分也肺胃不

降陽分之水潏洩而上逆故臍以上腫金性喜斂其收斂而

不鬱者陽明胃土之降也土濕胃逆肺無降路陽分之水不

得下行陰分之水反得上泛水入於肺宗氣隔礙則為喘滿

水入於經衛氣壅阻則為腫脹水生於肺而統於腎藏於膀

胱而泄於肝腎與膀胱之府相爲表裏飲入於胃脾陽蒸動

化爲霧氣而上歸於肺肺金清肅霧氣灑揚充灌於經絡熏

澤於皮膚氤氲鬱靄化爲雨露及乎中焦以下則注集滂沛

勢如江漢矣膀胱者水之壑也肺氣化水傳於膀胱肝氣疏

泄水竅清通是以腫脹不作膀胱之竅清則開而熱則閉靈

樞三焦者入絡膀胱約下焦實則閉癃虛則遺溺其虛而遺

溺者相火之下虛也其實而閉癃者非相火之下實也以腎

主蟄藏腎氣能藏則相火秘固而膀胱清腎氣不藏則相火

泄露而膀胱熱相火蟄藏膀胱清利是謂之實膀胱之熱者

相火泄於腎藏而陷於膀胱也相火藏於腎水原不泄露其

泄而不藏者過在乙木木性疏泄疏泄之令暢則但能泄水

而不至泄火水寒土濕生氣欝過疏泄之令不行而愈欲疏

泄故相火不得秘藏泄而不逼故水道不能清利相火之陷

其原在肝肝氣之陷其原在脾肝脾欝陷合相火而生下熱

傳於巳土巳土以其濕熱傳於膀胱是以淋澁而赤黃也膀

胱閉癃水不歸壑故逆行於胸腹浸淫於經絡而腫脹作焉

水熱穴論其本在腎其標在肺皆積水也故水病下為胕腫

大腹上為喘呼不得臥者標本俱病其本之在藏者宜泄之

於膀胱其標之在經者宜泄之於汗汗溺之行總以燥土

疏木為主水病之作雖在肺腎兩藏而土濕木欝乃其根本

也

苓桂浮萍湯

茯苓澤瀉湯

茯苓錢三　澤瀉錢三　半夏錢三　杏仁錢三　甘草錢三　浮萍錢三　桂枝錢三

煎大半盃熱服覆衣取汗　中氣虛加人參寒加乾薑肺

熱加麥冬貝母

苓桂阿膠湯

茯苓錢三　澤瀉錢三　甘草錢二　桂枝錢三　阿膠錢三

煎大半盃熱服　小便不清加西瓜漿熱加梔子中虛加

人參寒加乾薑　乙木遏陷疏泄不行陽敗土濕不能制

伏水邪故病腫脹泄濕燥土疏水行水是定法也後世八

味加減之方地黃助脾之濕附子益肝之熱肝脾未至極

敗服之可效肝脾病深則不效而反益其害最誤人也

氣位於上水位於下氣之在上雖壅滿鬱遏而不至於脹

惟下陷而不升則病氣鼓水之在下雖停瘀凝結而弗至

於腫惟上逆而不降則病水脹腫在身半以上者水脹也

脹在身半以下者氣鼓也其一身俱至腫脹者氣病於

而水病於上也氣水變病則氣中亦有積水水中不無滯

氣總之氣不離水水不離氣氣滯則水凝水積則氣聚氣

病於下者其水道必不利水病於上者其氣道必不通仲

景金匱水氣之法腰以上腫當發其汗汗發則氣通而水

亦泄腰以下腫當利小便便利則水行而氣亦達矣

噎膈根原

噎膈者陽衰土濕上下之竅俱開也脾陽左升則下竅能開

胃陰右降則上竅不閉下竅開故舊穀善出上竅開故新穀

善納新舊遞嬗出納無阻氣化循環所以無病其上下之開
全在中氣中氣虛敗濕土湮塞則肝脾遏陷下竅閉澀而不
出肺胃衝逆上竅梗阻而不納是故便結而溺癃飲硶而食
胃降則濁氣下傳上竅清空而無礙是以善納脾升則清氣
格也緣氣之為性實則清空虛則滯塞胃主降濁脾主升清
上行下竅洞達而莫壅是以善出胃逆則肺金不降濁氣鬱
塞而不納脾陷則肝木不升清氣淤結而不出以陽衰土濕
中氣不運故脾陷而杜其下竅胃逆而窒其上竅升降之樞
軸俱廢出納之機緘皆息也其糟粕之不出全因脾陷而肝
鬱而穀食之不納則不止胃逆而肺壅兼有甲木之邪為甲
木逆行克賊戊土土木搏結肺無下行之路霧氣埋蔽化生

痰涎胸膈滯塞故食噎不下肺津化痰不能下潤水穀二竅

枯槁失滋而乙木之疏泄莫遂故便溺艱澀總緣中氣不治

所以升降反作出納無靈也

苓桂半夏湯

茯苓三錢　澤瀉三錢　甘草二錢　桂枝三錢　半夏三錢　乾薑三錢　生薑三錢　芍藥三錢

煎大半盃溫服　噎病胸膈滯塞霧氣淫蒸而化痰飲上

脘不開加以痰涎膠粘故食阻不下法宜重用半夏以降

胃氣痰盛者加茯苓橘皮行其痳濁生薑取汁多用益善

痰飲極旺用瓜蒂散吐其宿痰下其停飲胸膈洗蕩腐敗

清空則飲食漸下矣　胸膈之痞緣肺胃上逆濁氣不降

而其中全是少陽甲木之邪益胃逆則肺膽俱無降路膽

木盤結不得下行經氣鬱迫是以胸脅痛楚當以甘草緩

其迫急芍藥泄其木邪柴胡鱉甲散其結鬱若兼風木枯

燥則加阿膠當歸滋木清風其痛自差　其大便燥結糞

粒堅鞕緣土濕胃逆肺鬱痰盛不能化生津液以滋大腸

大腸以陽明燥金之府枯槁失滋自應艱澀而陰凝氣閉

下竅不開重以飲食非多消化不速穀滓有限未能充滿

胃腸順行而下益以肝木鬱陷關竅堵塞疏泄之令不行

是以便難此宜以乾薑砂仁溫中破滯益脾陽而開腸竅

以桂枝達木鬱而行疏泄乾澀難下者重用肉蓯蓉以滑

腸竅白蜜亦佳木枯血燥不能疏泄加阿膠當歸滋其風

木　其小便紅澀緣肺鬱痰盛不能生水以滲膀胱而土

濕木鬱疏泄不行故水道不利此宜苓澤桂枝泄濕疏木

以通前竅甚者用猪苓湯加桂枝猪茯滑澤泄濕燥土桂

枝阿膠疏木清風水道自利噎家痰多溲少全是土濕濕

土竅運肝不升達是以溺癃肺不降斂是以痰盛泄濕以

苓澤為主佐以利肺疏肝之品則痰消而溲長矣　下竅

閉塞濁無泄路痞鬱胸膈食自難下下竅續開胸膈濁氣

漸有去路上脘自開再以疏利之品去其胸中腐敗食無

不下之理而上下之開總以溫中燥土為主土氣溫燥胃

不上逆則肺降而噎開脾不下陷則肝升而便利矣庸工

以為陰虛燥旺用地黃牛乳滋潤之藥更可誅者至用大

黃噎病之人百不一生尚可壽及一年者若服湯藥則數

月死矣醫法失傳千古不得解人能悟此理則病去年增

不得死矣

反胃根原

反胃者陽衰土濕下脘之不開也飲食容納賴於胃陰之降

水穀消磨藉乎脾陽之升中氣健旺則胃降而善納脾升而

善磨水穀化消關門洞啓精華之上奉者淸空無滯是以痰

涎不生渣滓之下達者傳送無阻是以便溺不濇濕盛陽虧

中氣虛敗戊土偏衰則能消而不能受己土偏弱則能受而

不能消以陽含陰則性降降則化陰而可受盛故胃以陽土

而主納陰含陽則氣升升則化陽而可消磨故脾以陰土而

主磨陽性開陰性閉戊土善納則胃陽上盛而竅開己土不

磨則脾陰下旺而竅閉水穀善納上竅常開所以能食飲食

不磨下竅常開所以善吐盖土性迴運氣化無停故乘除

頃刻莫間飲食不磨勢難久駐下行無路則遊而上湧自然

之理也其便結者糟粕之傳送無多也墜竅閉澁而渣滓有

限不能遽行蓄積既久而後破溢而下下又閉閉而又下

零星斷續不相聯屬及其遲日延時傳諸魄門則糞粒堅鞕

形如彈丸緣大腸以燥金之府而肺津化痰不能下潤故燥

澁而艱難也仲景金匱於反胃嘔吐垂大半夏之法補中降

逆而潤腸燥反胃之聖方也若與茯苓四逆合用其效更神

矣

薑苓半夏湯

人參三錢　半夏三錢　乾薑三錢　茯苓三錢　白蜜半盃

河水揚之二百四十遍煎大半盃入白蜜溫服　反胃與

噎膈同理但上脘不閉耳全以溫中燥濕降逆開結為主

土燥陽回飲食消化自然不吐穀精下潤渣滓盛滿傳送

無阻大便自易濕氣滲泄必由溲溺若肝氣不能疏泄加

桂枝阿膠疏木清風利水滑腸之法依噎膈諸方無有異

也

消渴根原

消渴者足厥陰之病也厥陰風木與少陽相火相為表裏風

木之性專欲疏泄土濕脾陷乙木遏抑疏泄不遂而強欲疏

泄則相火失其蟄藏手少陽三焦以相火主令足少陽膽從

相火化氣手少陽陷於膀胱故下病淋癃足少陽逆於胸膈

故上病消渴緣風火合邪津血耗傷是以燥渴也淋因肝脾

之陷消因膽胃之逆脾陷而乙木不升是以病淋胃逆而甲

木不降是以病消脾陷胃逆二氣不交則消病於上而淋病

於下但是脾陷則淋而不消但是胃逆則消而不淋淋而不

消者水藏而木不能泄也消而不淋者木泄而水不能藏也

木不能泄則肝氣抑鬱而生熱膀胱熱澀故溲便不逋水不

能藏則腎陽泄露而生寒腎藏寒澀故水泉不止肝木生於

腎水而胎心火火之熱者水之溫氣所化木之溫者水之陽

根所發水主蟄藏木主疏泄木虛則遏抑子氣於母家故疏

泄不行而病淋澀木旺則盜泄母氣於子家故蟄藏失政而

善溲溺素問氣厥論心移熱於肺肺消者飲一溲二死

不治此上下俱寒上寒則少飲下寒則多溲飲一溲二是精

溺之各半也是以必死金匱男子消渴小便反多飲一斗小

便一斗此下寒上熱下寒則善溲上熱則善飲飲一溲一是

溺多而精少也則猶可治渴欲飲水小便不利者是消淋之

兼病者也

腎氣丸

地黃二兩　山萸一兩　山藥一兩　丹皮一兩　茯苓一兩　澤瀉一兩　桂枝
八錢　　　　四錢　　　四錢

三錢　附子
五分　五分

煉蜜丸梧子大酒下十五丸日再服不知漸加　金匱消

渴飲一斗小便一斗上傷燥熱下病濕寒燥熱在肝肺之

經濕寒在脾腎之藏腎氣丸茯苓澤瀉泄濕燥土地黃丹

桂清風疏木附子溫腎水之寒薯蕷斂腎精之泄消渴之

神方也肝主疏泄木愈鬱而愈欲泄泄而不通則小便不

利泄而失藏則水泉不止腎氣丸能縮小便之太過亦利

小便之不過金匱小便一斗者主之小便不利者亦主之

以其泄濕而燥土清風而疏木也

猪苓湯

猪苓 三錢　茯苓 三錢　澤瀉 三錢　滑石 研　阿膠 三錢

煎大半盃入阿膠消化溫服治上消下淋者　上渴而下

淋者土濕木鬱而生風燥猪苓滑澤泄濕燥土阿膠滋木

清風解渴通淋之良法也若木鬱不能疏泄宜加桂枝以

達木氣若消淋兼作而發熱脈浮者是土濕木鬱而感風

邪當以五苓發其汗也

桂附苓烏湯

首烏蒸三錢

茯苓三錢　澤瀉三錢　桂枝三錢　乾薑三錢　附子三錢　龍骨煅研　牡蠣煅研

煎大半盃溫服治飲一溲二者　素問飲一溲二水寒土

濕木氣疏泄宜苓澤泄濕燥土薑附煖水溫中桂枝首烏

達木榮肝龍骨牡蠣斂精攝溺病之初起可以救藥久則

不治

顛狂根原

顛狂者即驚悸之重病也肝爲木其氣風其志怒其聲呼心

爲火其氣熱其志喜其聲言肺爲金其氣燥其志悲其聲哭

腎爲水其氣寒其志恐其聲呻脾爲土其氣濕其志憂其聲

歌氣之方升而未升則怒怒已升則爲喜氣之方降而未降則

悲已降則爲恐蓋陷於重淵之下志意幽淪是以恐作方其

半陷則淒涼而爲悲悲者恐之先機也升於九天之上神氣

暢達是以喜生方其半升則拂鬱而爲怒怒者喜之未遂也

凡人一藏之氣偏盛則一藏之志偏見而一藏之聲偏發顛

病者安靜而多悲恐肺腎之氣旺也狂病者躁動而多喜怒

肝心之氣旺也肺腎爲陰肝心爲陽二十難曰重陰者顛重

陽者狂正此義也而金水之陰旺則因於陽明之濕寒木火

之陽盛則因於太陰之濕熱緣胃土右降金水所從而下行

濕則不降金水右泄而生寒金旺則其志悲水旺則其志恐

也脾土左升木火所從而上行濕則不升木火左鬱而生熱

木旺則其志怒火旺則其志喜也濕寒動則寢食皆廢悲恐

俱作面目黃瘦腿膝清涼身靜而神迷便堅而溺澁此皆金

水之旺也濕熱動則眠食皆善善怒兼生面目紅肥臂肘溫

暖身動而神慧便調而水利此皆木火之旺也顛緣於陰旺

狂緣於陽旺陰陽相刲本不同氣而顛者應時而小狂狂者

積日而微顛陽勝則狂生陰復則顛作勝復相乘而顛狂迭

見此其陰陽之俱偏者也

苓甘薑附龍骨湯

半夏錢三　甘草錢二　乾薑錢三附子錢三茯苓錢三麥冬去心錢三龍骨錢三壯

蠣錢三

煎大半盃溫服有痰者加蜀漆治顛病悲恐失正者

丹皮柴胡犀角湯

丹皮錢三柴胡錢三犀角一錢研汁生地錢三芍藥錢三茯苓錢三甘草炙二錢

煎大半盃溫服有痰者加蜀漆治狂病喜怒乖常者　勞

傷中風土濕木鬱則生驚悸濕旺痰生迷其神智喜怒悲

恐緣情而發動而失節乃病顛狂顛狂之家必有停痰痰

者顛狂之標濕者顛狂之本顛起於驚狂生於悸拔本塞

原之法不在痰若病痰膠固以瓜蒂散上下湧泄令藏府

上下清空然後燥土泄濕以拔其本

痰飲根原

痰飲者肺腎之病也而根原於土濕肺腎為痰飲之標脾胃

乃痰飲之本蓋肺主藏氣肺氣清降則化水腎主藏水腎水

溫升則化氣陽衰土濕則肺氣壅滯不能化水腎水凝瘀不

能化氣氣不化水則鬱蒸於上而為痰水不化氣則停積於

下而為飲大凡陽虛土敗金水堙菀無不有倘痰留飲之疾

清道堵塞肺氣不布由是壅嗽發喘息短胸盛眠食非舊肆

怒乖常益痰飲伏留腐敗壅阻硋氣血環周之路格精神交

濟之關諸病皆起變化無恒隨其本氣所虧而發而總由脾

陽之敗緣足太陰脾以濕土主令手太陰肺從濕土化氣濕

旺脾虧水穀消遲脾肺之氣鬱而不宣淫生痰涎歲月增加

久而一身精氣盡化敗濁微陽絕根則人死矣高年之人平

素陽虛一旦昏憒痰鳴垂頭閉目二三日卽死此陽氣脫

痰證之無醫者也其餘百病未至於此悉宜燥土泄濕絕其

淫泆生化之源去其痰塞停滯之物使之精氣播宣津液流

暢乃可扶衰起危長生不老耳

薑苓半夏湯

茯苓 三錢　澤瀉 三錢　甘草 二錢　半夏 三錢　橘皮 三錢　生薑 三錢

煎大半盃溫服　百病之生悉由土濕是以多有痰證而

鼓脹噎膈虛勞吐衄欬嗽驚悸之家更甚原因土濕陽虛

氣滯津凝法宜燥土泄濕利氣行鬱小半夏加茯苓橘皮

是定法也在上之痰半成濕熱在下之飲純屬濕寒上下

殊方溫清異制大要以溫燥水土爲主上熱者加知母石

膏下寒者佐乾薑附子痰之陳宿纏綿膠固難行者加枳

實開之飲之停瘀藏府者上在胸膈用十棗湯泄其氣分

下在臍腹用猪苓湯泄於水道流溢經絡者用五苓散泄

之汗孔上脘之痰可從吐出中脘之痰可從便下若經絡

之飲非使之化氣成津泄於汗尿別無去路也一切痰飲

用瓜蒂散吐下之功效最捷續隨子仁驅逐痰飲亦良物

也

欬嗽根源

欬嗽者肺胃之病也胃土右轉肺金順下霧氣降灑津液流

通是以無痰呼吸安靜上下無阻是以不欬胃土上逆肺無

澤路霧氣堙塞故痰涎淫生呼吸壅碍則欬嗽發作其多作
於秋冬者風寒外閉裏氣愈鬱故也而胃之所以不降全緣
陽明之陽虛太陰以已土而生濕陽明從庚金而化燥燥敵
其濕則胃降而脾升濕奪其燥則脾陷而胃逆以燥為陽而
濕為陰陽性運而陰性滯理自然也素問欬論其寒飲食入
為肺欬是欬之證因於胃逆而肺寒故仲景治欬必用乾
胃從肺脈上至於肺則肺寒肺寒則外內合邪因而客之則
薑細辛其燥熱為欬者金燥而火炎也手陽明以燥金主令
燥氣旺則手太陰化氣於庚金而不化氣於濕土一當胃逆
膽升刑以相火則壅嗽生焉上雖燥熱而下則依舊胃寒濕
也益肺胃順降則相火蟄藏而下溫肺胃逆升則相火浮動

而上熱則下寒以其火升而不降也緣足太陰之濕盛

則辛金從令而化濕是生濕欬手陽明之燥盛則戊土從令

而化燥是生燥欬則上熱濕則下寒究之濕爲本而燥爲

標寒爲原而熱爲委悟先聖欬嗽之義自得之矣

薑苓五味細辛湯

茯苓三錢 甘草二錢 乾薑三錢 半夏三錢 細辛一錢 五味研

煎大半盃溫服 欬證緣土濕胃逆肺金不降氣滯痰生

窾隧阻碯呼吸不得順布稍感風寒閉其皮毛肺氣愈鬱

欬嗽必作其肺家或有上熱而非脾腎濕寒不成此病岐

伯之論仲景之法不可易也其甚者則爲齁喘可加橘皮

杏仁以利肺氣若肺鬱生熱加麥冬石膏清其心肺若膽

火刑金加芍藥貝母以清膽肺勞嗽吐血加柏葉以斂肺

氣若感冒風寒嚏嚔流涕頭痛惡寒加生薑蘇葉以解表

邪

　　肺癰根源

肺癰者濕熱之鬱蒸也陽衰土濕肺胃不降氣滯痰生胸膈

痰塞濕鬱爲熱淫泆薰蒸濁痰臭敗腐而爲膿始萌尚可救

藥膿成肺敗則死此緣濕旺肺鬱風閉皮毛衛氣收斂營鬱

爲熱熱邪內閉蒸其痰涎而化癰膿故也蓋風中於表則膝

理疏泄而汗出熱鬱於裏則經陽遏閉而惡寒衛陽外斂呼

氣有出而不入營陰內遏吸氣有入而不出營衛不交風熱

兼作風邪外傷其皮毛皮毛者肺之合也濕土鬱滿肺氣不

降而風襲皮毛泄其衛氣衛氣愈泄而愈斂皮毛始開而終
閉肺氣壅塞內外不得泄路痞悶喘促痰嗽彌增口乾咽燥
而不作渴少飲湯水則津液沸騰多吐濁沫熱邪內傷其津
血盡與痰涎鬱蒸腐化膿穢吐如米粥久而肺藏潰爛是以死
也病生肺部而根原於胃逆其胸膈之痛則是膽木之邪以
胃土不降肺膽俱無下行之路膽以甲木而化相火甲木剋
戊土則胸上作疼相火刑辛金則胸中生熱是宜並治其標
本也

蘇葉橘甘桔湯

蘇葉三錢　甘草二錢　桔梗三錢　杏仁三錢　茯苓三錢　貝母三錢　橘皮三錢　生薑

三錢

煎大半盃溫服胃逆胸滿重加半夏　肺癰胸膈濕熱鬱

蒸痰涎而化癰膿痰盛宜逐膿成當泄膠痰堵塞以甘遂

葶藶之屬驅之膿血腐瘀以丹皮桃仁之類排之劇者用

仲景二白散吐下膿穢以救藏真勝於養癰遺害者也

二白散

桔梗三分　貝母三分　巴豆一分去皮炒研如脂

為末飲服半錢匕虛者減之膿在膈上則吐在膈下則泄

下多飲冷水一盃則止

葶藶大棗瀉肺湯

葶藶炒黃研彈子大　大棗十二枚

水三盃煮棗取二盃去棗入葶藶煮取一盃頓服膿未成

則痰下膿已成則膿下

雜病解中

腹痛根原

腹痛者土濕而木賊之也乙木升於己土甲木降於戊土肝
脾左旋膽胃右轉土氣迴運而木氣條達故不痛也水寒土
濕脾氣陷而胃氣逆肝膽鬱遏是以痛作蓋乙木上升是爲
枝葉甲木下降是爲根本脾陷則乙木之枝葉不能上發橫
塞地下而克己土故痛在少腹胃逆則甲木之根本不能下
培盤鬱地上而克戊土故痛在心胸肝膽之經旁循脇左
右並行而三陽之病則外歸於經三陰之病則內歸於藏以
陰盛於內而陽盛於外故痛在藏府者厥陰之邪痛在脇肋

者少陽之邪也至於中氣頹敗木邪內侵則不上不下非左

非右而痛在當臍更為劇也此其中間有木鬱而生風熱者

肝以風木主令膽從相火化氣下痛者風多而熱少上痛者

熱多而風少而究其根原總屬濕寒若有水穀停瘀當以溫

藥下之仲景大黃附子湯最善之制也若備物留滯而生鬱

熱則厚樸七物湯是良法也如其瘀血堙塞氣道梗阻而生

痛者則以破結行瘀之品利之桂枝茯苓九下瘀血湯酌其

寒熱而選用焉若無備物法宜培土踈木溫寒去濕之劑大

建中附子粳米烏頭石脂三方實諸痛證之準繩也

薑苓桂枝湯

桂枝 三錢　芍藥 三錢　甘草 二錢　茯苓 三錢　乾薑 三錢

煎大半盃溫服治脾肝下陷痛在少腹者

柴胡桂枝鱉甲湯

柴胡三錢　鱉甲三錢醋炙　甘草二錢　桂枝三錢　半夏三錢　芍藥三錢　茯苓三錢

煎大半盃溫服治胃膽上逆痛在心胸者胃寒加乾薑川
椒附子　凡心腹疼痛率因水寒土濕木氣鬱衝所致心
腹痛劇欲死四肢冰冷唇口指甲青白者宜薑椒附桂驅
寒邪而達木鬱必重用苓甘泄濕培土而緩其迫急其痛
自止肝以風木主令膽從相火化氣其間木鬱風動火鬱
熱發亦往往而有而推其脾腎無不濕寒之理卽有風熱
兼作用芍藥柴苓以泄肝膽而脾腎之藥必宜溫燥此定
法也　肝主藏血風動血耗乙木枯槁生意不遂鬱怒而

賊脾土則生疼痛若血枯木燥宜芍藥阿膠歸地首烏之

類以滋風木木榮風退卽當減去不可肆用以敗土氣

血鬱痛作或內在藏府或外在經絡其證肌膚甲錯兩目

黯黑多怒而善忘以肝竅於目主藏血而華色色血瘀不能

外華故皮膚粗澁而黑黯也宜用丹皮桃仁破其瘀血若

癥結難開加䗪蟲蝱蟲之類行之尋常血瘀五靈脂山羊

血功力亦良　飲食停滯土困木鬱以致作痛用仲景溫

下之法大黃薑附泄其食水劇者少加巴霜一二釐擴清

陳痼功效最捷一切痼物壅阻並宜此法

　腰痛根原

腰痛者水寒而木鬱也木生於水水暖木榮發生而不鬱塞

所以不痛腎居脊骨七節之中正在腰間水寒不能生木木
陷於水結塞盤鬱是以痛作木者水中之生意水泉溫暖生
意升騰發於東方是以木氣根荄下萌正須溫養忽而水結
冰澌根本失榮生氣抑過則病腰痛腰者水之所在腹者土
之所居土濕而木氣不達則痛在於腹水寒而木氣不生則
痛在於腰然腰雖水位而木鬱作痛之原則必兼土濕病益土
居水火之中火旺則土燥水旺則土濕太陰脾土之濕水氣
之所移也土燥則木達而陽升土濕則木鬱而陽陷奚水既
寒脾土必濕濕旺木鬱肝氣必陷陷而不已墜於重淵故腰
痛作也色過而腰痛者精亡而氣泄也而精陰也而陰中之氣
是謂陽根縱慾傷精陽根敗泄變溫泉而為寒冷之淵化火

井而成冰雪之窟此木枯土敗之原疼痛所由來也緣陰陽

生長之理本自循環木固生火而火亦生木少陰之火升於

九天之上者水之子也少陽之火降於九地之下者木之母

也其生於水者實生於水中之火水中之陽四象之根也難

經所謂腎間動氣生氣之原也

桂枝薑附阿膠湯

茯苓三錢　桂枝三錢　甘草二錢　乾薑三錢　附子三錢　阿膠三錢炒研

煎大半盃溫服

奔豚根原

奔豚者腎家之積也平人君火上升而相火下蟄火分君相

其實同氣君相皆蟄則腎水不寒火之下蟄實賴土氣胃氣

右降金水收藏則二火沈潛而不飛揚土敗胃逆二火不降

寒水漸洇陰氣凝聚凡而堅實牢硬結於少腹是謂奔狲難

經腎之積曰奔狲是也水邪既聚逢鬱則發奔騰逆上勢如

驚狲腹脇心胸諸病皆作氣衝咽喉七竅火發危困欲死不

可支也及其氣衰而還諸證乃止病勢之凶無如此甚然積

則水邪而發則木氣其未發也心下先悸至其將發則臍下

悸作以水寒木鬱則生振搖枝葉不寧則悸在心下根本不

安則悸在臍間臍上悸生者是風木根搖故發奔狲仲景霍

亂若臍上築者腎氣動也腎氣者風木搖撼之根而論其發

作實是木邪木邪一發寒水上陵木則克土而水則刑火火

土雙敗正氣賊傷此奔狲所以危劇也悸者風木之鬱衝驚

者相火之浮宕火不勝水五行之常所恃者子土溫燥制伏

陰邪培植陽根蟄於坎府根本不拔則膽壯而神謐土濕陽

衰不能降蟄相火陽根泄露飄越無依寒水下凝陰邪無制

巨寇在側而身臨敗地故動蕩荒懸迄無寗宇凡驚悸一生

即爲奔豚欲發之兆不可忽也

茯苓桂枝甘草大棗湯

　茯苓　一桂枝　四錢甘草　二大棗　十五
　　　兩　　　　錢　　　錢　　　枚　　五

甘瀾水四盂先煎茯苓減二盂入諸藥煎大半盂溫服日

三劑　作甘瀾水法大盆置水以勺揚之千百遍令水珠

散亂千顆相逐乃取用之治汗後亡陽臍下悸動奔豚欲

作者

桂枝加桂湯

桂枝五錢　芍藥三錢　甘草二錢　生薑三錢　大棗四枚

煎大半盃溫服治奔豚方作氣從少腹上衝心部者

奔豚湯

甘草二錢　半夏四錢　芍藥二錢　當歸二錢　黃芩二錢　生薑四錢　芎窮二錢　生葛五錢　甘李根白皮三錢

煎大半盃溫服治奔豚盛作氣上衝胸頭疼腹痛往來寒熱者

奔豚之生相火升泄腎水下寒不能生木風木鬱

衝相火愈逆故七竅皆熱少陽經氣被陰邪鬱迫故有往

來寒熱之證芎歸疏肝而滋風木芩芍泄膽而清相火奔

豚既發風熱上隆法應先清其上

龍珠膏

川椒五錢　附子五錢　烏頭五錢　巴豆三錢去油研　桂枝五錢　茯苓五錢　牡蠣五錢

鱉甲五錢

芝麻油黃丹熬膏加麝香阿魏研細布攤貼病塊　奔㹠

已結氣塊堅硬本屬寒積但陰邪巳盛稍服附子溫下寒

邪不伏奔㹠必發以邪深藥微非附子之過也不治則半

年一載之間必至殞命此宜溫燥脾胃去其中焦濕寒土

燥陽回力能制水然後以此膏貼之寒消塊化悉從大便

而出滑白粘聯狀如凝脂濁瘀後泄少腹鬆軟重用附子

煖水然後乃受

瘕疝根原

瘕疝者，腎肝之積也。木生於水，水之爲性，得陽和而冰泮，遭陰肅而凍合。冰泮則木榮，凍合則木枯。腎水漸寒，木菀遏擁腫，結鞕根於少腹而盤於陰丸，是謂寒疝。水凝則結而爲內寒，木鬱則發而爲外熱。內寒盛則牢堅而不出，外熱作則奔突而不入，大小無常，動止莫測，病發則痛楚欲死，性命攸關，非細故也。此腎肝之邪，而實原於任脈。素問骨空論，任脈爲病，男子內結七疝，女子帶下瘕聚。任者，諸陰之統，任少陰之邪，腎中陽泄，水寒木鬱，陰氣凝滯，乃成疝瘕帶下之疾。腎厥陰之氣，總原於任脈，腎中陽秘則冰消凍釋，任中無固結，性蟄藏，肝性疏泄，水氣旺則結而爲疝瘕，木氣旺則流而爲帶下，無二理也。任爲陰而督爲陽，男則督旺，女則任旺，故男

子之疝氣猶少而女子之瘕帶最多法宜溫水木之寒散腎

肝之結結寒溫散瘕疝自消仲景大烏頭煎烏頭桂枝二方

乃此病之良法也腎囊偏墜者謂之癩疝是肝木之鬱陷擁

腫硬大常出而不入者其時時上下者謂之狐疝言如狐狸

之出沒無常也

茱萸澤瀉烏頭桂枝湯

吳茱萸　泡三錢　澤瀉三錢　烏頭　泡三錢　桂枝三錢　芍藥三錢　甘草二錢　生薑

三錢　大棗四枚

煎大半盃溫服　仲景烏頭桂枝湯用烏頭湯一盃桂枝

湯半盃合煎取一盃分五服不知再服其知者如醉狀得

吐爲中病今加茱萸澤瀉去其寒濕以絕疝瘕之根其擁

腫偏墜者用此藥湯熱洗之或用藥末盛帶中熱熨之日

作數次令其囊消而止其狐疝之偏有大小時時上下者

仲景用蜘蛛散亦良

蜘蛛散

蜘蛛 十四枚炒焦　桂枝 五分

研末取八分一匕飲和日再服蜜丸亦可

積聚根原

積聚者氣血之凝瘀也血積為癥氣積為瘕金匱婦人病有

癥病經斷未及三月而得漏下不止胎動在臍上者此為癥

痼害所以血不止者其癥不去故也緣瘀血癥聚不在子宮

三月胎長與癥痼相礙故血阻而下是癥病之為血也傷寒

陽明病若中寒不能食小便不利手足濈然汗出此欲作痼

痼必大便初鞕後溏所以然者以胃中冷水穀不別故也緣

寒氣凝結水穀不消則大便泄利難經謂之大痼泄是痼病

之爲氣也癥痼之病多見寒熱以氣血積聚陽不外達故內

鬱發熱陰不內斂故外束而惡寒氣統於肺血藏於肝氣聚

者多下寒血積者多上熱蓋離陰右降而化金水及其成水

而又抱陽氣故下焦不寒氣聚則金水失其收藏陽不下蟄

是以寒生坎陽左升而化木火及其成火而又含陰精故上

焦不熱血積則木火失其生長陰不上根是以熱作血性溫

暖而左升至右降於金水則化而爲清涼血之左積者木之

不溫也血之右積者金之不涼也氣性清涼而右降至左升

於木火則化為溫暖氣之右聚者金之不清也氣之左聚者

末之不暖也而溯其原本總原於土已土不升則木陷而血

積戊土不降則金逆而氣聚中氣健運而金木旋轉積聚不

生癥瘕弗病也

化堅丸

甘草 二兩 丹皮 三兩 橘皮 三兩 桃仁 三兩 杏仁 三兩 桂枝 三兩

煉蜜陳醋酸棗大米飲下三五丸日二次若癥瘕結鞕

難消須用破堅化癖之品內寒加巴豆川椒內熱加芒硝

大黃 積聚之病不過氣血左積者血多而氣少加鱉甲

牡礪 右聚者氣多而血少加枳實厚樸總之氣不得血則

不行血不得氣則不運氣聚者血無有不積血積者氣無

有不聚但有微甚之分耳其內在藏府者可以先愈外在

經絡者以膏藥消之

化堅膏

歸尾四錢　鱉甲八錢　巴豆四錢研　黃連四錢　三稜四錢　莪朮四錢　山甲一兩二錢

筋餘一錢

以上八味用芝麻油一斤淨丹八兩熬膏

硼砂四錢　硇砂四錢　阿魏六錢炒研　麝香二錢　人參二錢　三七四錢　山羊血四錢

肉桂四錢

以上八味研細入膏火化攪勻稍冷傾入水盆浸二三日

礶收狗皮攤皮硝水熱洗皮膚令透拭乾生薑切搽數十

次貼膏一切癖塊積聚輕者一貼重者兩貼全消漸貼漸

小膏漸離皮未消之處則膏粘不脫忌一切發病諸物惟

猪犬鴨鵞有鱗河魚菘韮米麵不忌其餘海味雞羊黃瓜

凡有宿根之物皆忌若無鱗魚天鵞肉母猪蘙麥馬齒莧

則忌之終身犯之病根立發若癖塊重發則不可救矣

蚘蟲根原

蚘蟲者厥陰肝木之病也木鬱則蟲生肝鬱則蟲化木以水

爲母而火爲子乙木升於巳土胎於癸水而生君火水升而

化清陽是以火不上熱甲木降於戊土胎於壬水而生相火

火降而化濁陰是以水不下寒肝升而膽降火清而水暖木

氣溫暢故蟲蛜不生以其土運而木榮也土濕脾陷不能榮

達肝木子母分離寒熱不变木以水火中氣埋於濕土不得

上下調濟由是寒熱相逼溫氣中鬱生意盤塞腐蟲杇爛而

蚘蟲生焉凡物濕而得溫覆盍不發則鬱蒸而蟲化或熱或

寒不能生也故蟲不生於寒冰熱火之中而獨生於濕木者

以木得五行之溫氣也溫氣中鬱下寒上熱故仲景烏梅丸

方連柏與薑附並用所以清子氣之上熱溫母氣之下寒也

不去中下之濕寒而但事殺蟲土敗木枯則蚘蟲殺而生愈

繁此當溫燥水土以暢肝木則蚘蟲掃迹而去矣醫書殺蟲

之方百試不效者也

　烏苓丸

烏梅百枚蒸搗膏　人參二兩　桂枝二兩　乾薑二兩　附子二兩　川椒二兩去目炒　當

歸二兩　茯苓三兩

煉蜜同烏梅膏丸梧子大每服三十丸日二次若蟲積繁

盛者加大黃二兩巴霜二錢下盡爲佳　蚘蟲生化原於

土濕木鬱法以燥土疏木爲主線白蟲證是肝木陷於大

腸木鬱不達是以肛門作癢蟲生大腸之位從庚金化形

故其色白而木陷之根總由土濕當於燥土疏木之中重

用杏仁橘皮以泄大腸滯氣佐以升麻升提手陽明經之

墜陷也

便堅根原

便堅者手足陽明之病也手陽明以燥金主令足陽明從燥

金化氣故手足陽明其氣皆燥然手陽明燥金也戊土從令

而化燥足太陰濕土也辛金從令而化濕土濕者能化戊土

而爲濕不能變庚金之燥金燥者能化辛金而爲燥不能變

巳土之濕以從令者易化而主令者難變也故傷寒陽明之

便結腸胃之燥者也反胃噎膈之便結胃濕而腸燥者也傷

寒陽明之便結腸胃之熱燥者也反胃噎膈之便結胃之寒

濕而腸之寒燥者也以陽主開陰主闔陽盛則隧竅開通而

便堅陰盛則關門閉澁而便結凡糞若羊矢者皆陰盛而腸

結非關火旺也盖腎司二便而傳送之職則在庚金疏泄之

權則在乙木陰盛土濕乙木鬱陷傳送之竅閉塞疏泄之令

不行大腸以燥金之府閉澁不開是以糟粕零下而不粘聯

道路梗阻而不滑利積日延久約而爲丸其色黑而不黃者

水氣旺而土氣衰也此證仲景謂之脾約脾約者陽衰濕盛

脾氣鬱結不能腐化水穀使渣滓順下於大腸也誤用清潤
之劑脾陽愈敗則禍變生矣

　阿膠麻仁湯

生地三錢　當歸三錢　阿膠三錢研　麻仁三錢

煎一盃去渣入阿膠火化溫服治陽盛土燥大便堅鞕者
結甚加白蜜半盃胃熱加芒硝大黃精液枯槁加天冬龜
膠

　肉蓯蓉湯

肉蓯蓉三錢　麻仁三錢　茯苓三錢　半夏三錢　甘草二錢　桂枝三錢

煎一盃溫服治陽衰土濕糞如羊矢者　凡內傷雜病糞
若羊矢結澀難下甚或半月一行雖係肝與大腸之燥而

宛鄰書屋

根緣土濕以脾不消磨穀精埋鬱而化痰涎肝腸失滋鬱

陷而生風燥故也法宜肉蓯蓉滋肝潤腸以滑大便一切

硝黃歸地阿膠龜板天冬之類寒胃滑腸切不可用

泄利根原

泄利者肝脾之陷下也穀入於胃脾陽升磨精華歸於五藏

而化氣血糟粕傳於大腸而為大便水入於胃脾陽消克化

為霧氣上歸於肺肺氣降灑化而為水注於膀胱而為小便

水入膀胱而不入大腸而後糟粕之後傳者不至於滑泄水

之消化較難於穀陽衰土濕脾陽陷敗不能蒸水化氣則水

穀混合下趨二腸而為泄利穀貯於大腸水滲於膀胱而其

疏泄之權則存於肝今水入二腸而不入膀胱則乙木疏泄

之令不行於膀胱而行於大腸是以泄而不藏也蓋木生於

水而長於土水寒則生氣不旺而濕土鬱陷又復遏其發育

之機生長之意不遂怒而生風愈欲疏泄膀胱空虛既無可

泄之物大腸盈滿水穀停積故乙木後泄而為下利緣木氣

抑遏鬱極而發為濕土所限不能上達勢必下行行則水穀

摧注而下故也其發之過激衝突藏府則生疼痛奔衝抵觸

而不得上達盤鬱結塞則生脹滿其一切諸證皆緣土敗而

木賊也

苓蔻人參湯

人參二錢　甘草二錢　白术三錢　乾薑三錢　茯苓三錢　肉蔻一錢煨研　桂枝三錢

煎大半盃溫服大便寒滑不收小便熱澀不利加石脂以

固大腸梗米以通水道　泄利緣腸胃寒滑法以仲景理
中爲主而加茯苓燥土肉蔻斂腸桂枝疏木泄利自止若
滑泄不禁則用桃花湯乾薑溫其濕寒石脂固其滑脫梗
米益其中氣而逼水道無有不愈也　泄利之原率因脾
腎寒濕法宜溫燥間有木鬱而生風熱者投以溫燥泄利
愈加然乙木雖爲風熱而己土則是濕寒宜清潤其肝而
溫燥其脾仲景烏梅丸方連柏與椒薑桂附並用治蚘厥
而兼久利最善之方也　傷寒太陽與少陽合病自下利
者與黃芩湯若嘔者與黃芩半夏生薑湯以少陽甲木從
相火化氣其經本隨陽明下降甲木不降上逆而克戊土
戊土壅遏水穀盛滿莫容於是吐利皆作膽胃鬱迫相火

升炎而生燥熱此黃芩湯證也傷寒厥陰之為病消渴氣

上衝心心中疼熱飢而不欲食食則吐蚘下之利不止緣

厥陰之經木鬱風動津液耗損故見消渴風木鬱衝故心

中疼熱下泄脾陽乙木愈鬱己土被賊故下利不止此烏

梅丸證也少陽之利但有上熱故第用芩芍以清膽火厥

陰之利兼有下寒故以連柏清上而並以薑附溫下此雖

傷寒之病而亦雜證所時有凡泄利之不受溫燥者皆此

證也雜證濕寒者多燥熱者少千百之中偶爾見之不得

與傷寒少陽之利同法治也　泄利之家肝脾下陷則肺

胃必上逆胃逆不能降攝甲木肺逆不能收斂相火相火

上炎多生上熱久泄不已相火鬱升往往喉舌生瘡瘡愈

則利作利止則瘡發口瘡者膽胃之逆甚下利者肝脾之

陷劇也迭為盛衰累年不愈是宜溫燥水土驅其濕寒下

利既瘳口瘡亦平庸工見其口瘡而清上熱則脾陽益泄

利愈加而瘡愈增矣

痢疾根原

痢疾者庚金乙木之鬱陷也金主氣而木主血金生於土木

生於水水溫土燥則金融而氣調木榮而血暢水寒土濕不

能升庚金而達乙木則金木俱陷魄門者腎之所司而陽明

燥金之府也金性斂而木性泄其出而不至於遺失者庚金

斂之也其藏而不至於閉結者乙木之泄也濕土與金木俱

陷則金愈鬱而愈欲斂木愈鬱而愈欲泄金愈欲斂故氣滯

而不逼木愈欲泄故血脱而不藏木氣疏泄而金強斂之隧

路梗阻傳送艱難是以便數而不利金氣凝濇而木強泄之

滯氣纏綿逼迫而下血液脂膏剝蝕摧傷是以腸胃痛切膿

血不止其滑白而晶瑩者金色之下泄其後重而腥穢者金

氣之蛻陷也久而膏血傷殘藏府潰敗則絕命而死矣此其

病濕寒爲本而濕熱爲標病在少陰則始終皆寒病在厥陰

則中變爲熱故仲景於少陰膿血用桃花湯於厥陰下重用

白頭翁湯緣水病則生寒木病則生熱而寒熱之原總歸於

太陰之濕益土濕而水侮之則鬱而爲濕寒土濕而木克之

則鬱而爲濕熱之故也

桂枝蓯蓉湯

甘草二錢　桂枝三錢　芍藥三錢　丹皮三錢　茯苓三錢　澤瀉三錢　橘皮三錢　肉蓯蓉三錢

煎大半盃溫服　濕寒加乾薑　濕熱加黃芩　後重加升麻

痢家肝脾濕陷脂血鬱腐法當燥濕疏木而以蓯蓉滋

肝滑腸盡行腐瘀爲善若結澀難下須用重劑蓯蓉湯滌

陳瘀使滯開痢止然後調其肝脾其脾腎寒濕則用桃花

湯溫燥己土其木鬱生熱則用白頭翁涼泄肝脾濕熱自

當應藥而瘳也

淋灕根原

淋灕者乙木之陷於壬水也膀胱爲太陽寒水之府少陽相

火隨太陽而下行絡膀胱而約下焦實則閉癃虛則遺溺相

火在下逢水則藏遇木則泄癸水藏之故泄而不至於遺溺

乙木泄之故藏而不至於閉癃此水道所以調也水之能藏

賴戊土之降降則氣聚也木之能泄賴己土之升升則氣達

也胃逆而水不能藏是以遺溺脾陷而木不能泄是以閉癃

淋者藏不能泄既病遺溺泄不能泄又苦閉癃水欲藏而木

泄之故頻數而不收木欲泄而水藏之故梗澀而不利木欲

泄而不能泄則溲溺不遍水欲藏而不能藏則精血不秘緣

木不能泄生氣幽鬱而為熱溲溺所以結濇水不能藏陽根

泄露而生寒精血所以流溢而其寒熱之機悉由於太陰之

濕濕則土陷而木遏疏泄不行淋痢皆作淋痢一理悉由木

陷乙木後鬱於穀道則為痢前鬱於水府則為淋其法總宜

燥土疏木土燥而木達則疏泄之令暢矣

　桂枝苓澤湯

茯苓三錢　澤瀉三錢　甘草三錢生　桂枝三錢　芍藥三錢

煎大半盃熱服肝燥發渴加阿膠　脾為濕土凡病則濕

肝為風木凡病則燥淋家土濕脾陷抑遏乙木發生之氣

疏泄不暢故病淋澀木鬱風動津液耗損必生消渴其脾

土全是濕邪而其肝木則屬風燥血藏於肝風動則血消

此木燥之原也苓澤甘草培土而泄濕桂枝芍藥疏木而

清風此是定法土愈濕則木愈燥若風木枯燥之至芍藥

不能清潤必用阿膠仲景豬苓湯善利小便茯苓豬澤

瀉滑石利水而泄濕阿膠清風而潤燥也　水性蟄藏木

性疏泄乙木生於癸水相火封藏癸水溫暖溫氣左升則

化乙木生氣暢茂乙木發達疏泄之令既遂則水道清遍

而相火必秘土陷木遏疏泄不遂而愈欲疏泄則相火泄

露而膀胱熱澀膀胱之熱澀者風木相火之雙陷於膀胱

也足少陽甲木化氣於相火與手少陽三焦並溫水藏手

少陽之相火泄則下陷於膀胱而病淋足少陽之相火泄

則上逆於胸膈而病消其原總由於乙木之鬱也膀胱熱

澀之極者加梔子黃柏以清三焦之陷則水府清矣　乙

木之溫生化君火木鬱陽陷溫氣抑遏合之膀胱淪陷之

相火故生下熱然熱在肝與膀胱而脾則是濕腎則是寒

寒水侮土移於脾宮則脾不但濕而亦且病寒其肝與膀

膀之熱不得不清而脾土濕寒則宜溫燥是宜並用乾薑

以溫己土若過清肝熱而敗脾陽則木火增其陷泄膀胱

熱溢永無止期矣惟溫腎之藥不宜早用恐助膀胱之熱

若膀胱熱退則宜關子暖水以補肝木發生之根也　腎

主藏精肝主藏血木欲疏泄而水莫蟄藏則精血皆下其

精液流溢宜薯蕷山茱以斂之其血塊注瀉宜丹皮桃仁

以行之淋家或下砂石或下白物砂石者膀胱熱癃瀉溺

煎熬所結水曰潤下潤下作鹹瀉溺之鹹者水之潤下而

成也百川下流則歸於海海水熬鍊則結鹽塊膀胱卽人

身之海砂石卽海水之鹽也白物者脾肺濕淫所化濕旺

津凝則生痰涎在脾則克其所勝在肺則傳其所生皆入

膀胱膀胱濕盛而下無泄竅濕氣淫泆化爲帶濁白物粘

聯成塊而下卽帶濁之凝聚者㤗與脾肺生痰其理相同

淋家下見白物上必多痰泄濕宜重用苓澤若其痰多用

仲景小半夏加茯苓橘皮以泄之　亥子帶濁崩漏與男

子白濁血淋同理皆濕旺木鬱之證內傷百病大率由於

土濕往往兼病淋澀而鼓脹噎膈消渴黃疸之家更甚是

緣陽虛土敗金木雙鬱燥土溫中輔以清金疏木之品淋

澀自開庸工見其下熱乃以大黃益敗脾陽謬妄極矣淋

家下熱之至但有梔子黃柏證無有大黃芒硝證其熱不

在脾胃也　一切帶濁崩漏鼓脹黃疸尤是小便淋漓悉

宜薰法用土茯苓茵陳蒿梔子澤瀉桂枝硏末布包熱熨

小腹外以手爐烘之熱氣透徹小便即行最妙之法

四聖心源卷七　　　　　　　昌邑黃元御坤載著

雜病解下

　中風根原

中風者土濕陽衰四支失秉而外感風邪者也四支諸陽之

本營衛之所起止而追其根原實秉氣於脾胃脾土左旋水

升而化血胃土右轉火降而化氣血藏於肝氣統於肺而行

於經絡則曰營衛四支之輕健而柔和者營衛之滋榮而即

脾胃之灌注也陽虧土濕中氣不能四達四支經絡凝澀不

運衛氣阻梗則生麻木麻木者肺氣之鬱肺主皮毛衛氣鬱

遏不能煦濡皮毛故皮膚枯槁而頑廢也諸筋者司於肝而

會於節土濕木鬱風動血耗筋脈結澀故支節枯硬一月七

情鬱傷，八風感襲閉其皮毛而鬱其經藏經絡之燥盛則筋

脈急攣支節拳縮屈而不伸痹而不仁也藏府之濕盛則化

生敗濁堵塞清道神迷言拙頑昧不靈也人身之氣愈鬱則

愈盛皮毛被感孔竅不開鬱其筋節之燥故成癱瘓鬱其心

肺之濕故作癡瘖藏府者支節之根本支節者藏府之枝葉

本根既按枝葉必瘁非盡關風邪之為害也風者百病之長

變無常態實以病家本氣之不一因人而變而風未嘗變風

無刻而不揚人有時而病作風同而人異也此與外感風傷

衛氣之風原無懸殊粗工不解謬分西北東南真假是非之

名以誤千古良可傷也

　桂枝烏苓湯

桂枝錢三　芍藥錢三　甘草錢二　首烏錢三　茯苓錢三　砂仁錢一

煎大半盃溫服　治左半偏枯者中下寒加乾薑附子

黃耆薑苓湯

黃耆錢三　人參錢三　甘草錢二　茯苓錢三　半夏錢三　生薑錢三

煎大半盃溫服　治右半偏枯者中下寒加乾薑附子病

重者黃耆生薑可用一二兩　中風之證因於土濕土濕

之故原於水寒寒水侮土土敗不能行氣於四支一當七

情內傷八風外襲則病中風肝藏血而左升肺藏氣而右

降氣分偏虛則病於右血分偏虛則病於左臨其所虛而

病枯槁故曰偏枯左半偏枯應病在足大指足厥陰肝經

行於足大指也若手大指亦病拳曲則是血中之氣滯也

右半偏枯應病在手大指手太陰肺經行於手大指也若

足大指亦病拳曲則是氣中之血枯也究之左右偏枯足

大指無不病者以足太陰脾行足大指太陰脾土之濕乃

左右偏枯之原也土濕則腎水必寒其中亦有濕鬱而生

熱者然熱在上而不在下熱在肝膽而不在脾腎而肝膽

之燥熱究不及脾腎寒濕者之多總宜溫燥水土以達肝

木之鬱風襲於表鬱其肝木木鬱風生耗傷津血故病攣

縮木達風息血復筋柔則攣縮自伸其血枯筋燥未嘗不

宜阿膠首烏之類要當適可而止過用則滋濕而敗脾陽

不可不愼　風家支節拳縮莫妙於熨法右半偏枯用黃

耆茯苓生薑附子左半偏枯用首烏茯苓桂枝附子硏末

布包熱熨病處關節藥氣透徹則寒濕消散筋脈和柔拳

曲自鬆藥用布巾縛住外以火爐溫之三四次後氣味稍

減另易新者久而經絡溫暢發出臭汗一身氣息非常膠

粘如飴則支體活軟屈伸如意矣　其神迷不清者胃土

之逆也其舌強不語者脾土之陷也以胃土上逆濁氣鬱

蒸化生痰涎心竅迷塞故昏憒不知人事脾土下陷筋脈

緊急牽引舌本短縮不舒故蹇澀不能言語此總由濕氣

之盛也仲景金匱邪入於府卽不識人邪入於藏舌卽難

言者風邪外襲鬱其藏府之氣非風邪之內入於藏府也

一切羌獨芃防驅風之法皆庸工之妄作切不可服惟經

藏病輕但是鼻口偏斜可以解表用茯苓桂枝甘草生薑

浮萍畧取微汗偏斜卽止　其大便結燥緣於風動血耗

而風動之由則因土濕而木鬱法宜阿膠蓯蓉清風潤燥

以滑大腸結甚者重用蓯蓉滋其枯槁龜板地黃天冬之

類滋濕伐陽愼不可用中氣一敗則大事去矣庸工至用

大黃可恨之極　其痰涎膠塞迷惑不清者用葶藶散下

之痰去則神淸

葶藶散

葶藶
三錢　白芥子三錢　甘遂一錢

硏細每服五分痼痰卽從便下

歷節根原

歷節者風寒濕之邪傷於筋骨者也膝踝乃衆水之谿壑諸

筋之節奏寒則凝泣於谿谷之中濕則淫泆於關節之內故

歴節病焉足之三陰起於足下內循踝膝而上胸中而少厥

水木之升隨乎太陰之土土濕而不升則水木俱陷於是癸

水之寒生乙木之風起內主於脾骨屬於腎筋司於肝濕淫

則肉傷寒淫則骨傷風淫則筋傷筋骨疼痛而肌肉臃腫者

風寒濕之邪合傷於足三陰之經也其病成則內因於主氣

其病作則外因於客邪汗孔開張臨風入水水濕內傳風寒

外閉經熱鬱發腫痛如折雖原於客邪之侵凌實由於主氣

之感召久而壅腫拳屈跛蹇疲癃此亦中風之類也而傷偏

在足盖以清邪居上濁邪居下寒濕地下之濁邪同氣相感

故傷在膝踝諸如膝風脚氣色目非一而究其根原正自相

同凡腿上諸病雖或木鬱而生下熱然熱在經絡不在骨髓

其骨髓之中則是濕寒必無濕熱之理金匱義精而法良當

思味而會其神妙也

桂枝芍藥知母湯

桂枝　四錢　芍藥　三錢　甘草　二錢　白术　二錢　附子　二錢　知母　四錢　防風　四錢　麻黃

二錢　生薑　五錢

水煎大半盃溫服　厯節風證支節疼痛足腫頭眩短氣

欲吐身羸綴熱汗沾衣色如蘗汁此緣飲酒汗出當風

取涼酒氣在經爲風所閉濕邪淫泆傷於筋骨濕旺土鬱

汗從土化是以色黃其經絡之中則是濕熱其骨髓之內

則是濕寒法宜术甘培土麻桂逼經知母芍藥泄熱而清

風防風附子去濕而溫寒內消濕熱外除腫痛自平

若其病劇不能捷效加黃耆以行經絡烏頭以驅濕寒無

有不愈一切膝風腳氣諸證不外此法

烏頭用法炮去皮臍切片焙乾蜜煎取汁入藥湯服

痙病根原

痙病者汗亡津血而感風寒也太陽之脈自頭下項行身之

背發汗太多傷其津血筋脈失滋復感風寒筋脈攣縮故頸

項強急頭搖口噤脊背反折也素問診要經終論太陽之脈

其終也戴眼反折瘛瘲卽痙病之謂以背膂之筋枯硬而緊

急故也太陽以寒水主令而實化於丙火益陰陽之理彼此

互根清陽左旋則癸水上升而化君火濁陰右轉則丙火下

降而化寒水汗亡津血陰虛燥動則丙火不化寒水而生上

熱是以身首發熱而面目皆赤也寒水絕其上源故小便不

利背者胸之府肺位於胸壬水生化之源也肺氣清降氤氳

和洽蒸爲雨露自太陽之經注於膀胱則胸膈清空而不滯

太陽不降肺藏壅鬱故濁氣上衝於胸膈也太陽之經兼統

營衛風寒傷人營衛攸分其發熱汗出不惡寒者名曰柔痙

風傷衛也其發熱無汗反惡寒者名曰剛痙寒傷營也病得

於亡汗失血之後固屬風燥而汗外亡溫氣脫泄寶是陽

虛滋潤清涼之藥未可肆用也

苦蔞桂枝湯

苦蔞根錢四　桂枝錢三　芍藥錢三　甘草錢二　生薑錢三　大棗錢四

煎大半盃熱服覆衣飲熱稀粥取微汗　治風傷衛氣發

熱汗出者

葛根湯

葛根 四錢　麻黃 三錢先煎去沫　桂枝 二錢　芍藥 二錢　甘草 二錢　生薑 三錢　大棗 四枚

煎大半盃熱服覆衣取微汗治寒傷營血發熱無汗者

痙病是太陽證亦有在陽明經者若胸滿口噤臥不著席

腳攣齒介者胃土燥熱筋脈枯焦之故宜重用清涼滋潤

之味不可拘太陽經法甚者宜大承氣湯泄其胃熱乃愈

濕病根原

濕病者太陰濕旺而感風寒也太陰以濕土主令肺以辛金

而化濕陽明以燥金主令胃以戊土而化燥燥濕相敵是以

而總之悉本於陽虛法當內通其膀胱外開其汗孔使之表

爲劇焉其火盛者鬱蒸而爲濕熱其水盛者淫泆而爲濕寒

則痛在腰腹濕遍一身上下表裏無地不疼而關竅骨節更

黃濕陵上焦則痛在頭目濕淫下部則痛在膝踝濕浸肝腎

閉其皮毛遍身經絡之氣壅滯不行則疼痛熱煩而皮膚熏

身無處不到究竟膝踝關節之地承受爲多一遇風寒感冒

濕氣浸淫因而彌漫於周身濕爲陰邪其性親下雖周遍一

於膀胱故小便清長土濕則肺氣壅鬱不能化水膀胱閉癃

則病理固然也膀胱者津液之府氣化則能出肺氣化水滲

止十九燥盛者未能十一陰易盛而陽易衰陽盛則壯陰盛

不病人之衰也濕氣漸長而燥氣漸消及其病也濕盛者不

裏雙泄也

茵陳五苓散

白朮　桂枝　茯苓　猪苓　澤瀉

等分為散每用五錢調茵陳蒿末一兩和勻空腹米飲調

服一湯匙日三服多飲熱湯取汗

濕家日晡煩疼以土旺午後申前時臨末支濕邪旺盛也

若發熱惡寒是表邪閉固加紫蘇青萍以發其汗

元滑苓甘散

元明粉　滑石　茯苓　甘草

等分為末大麥粥汁和服一湯匙日三服濕從大小便去

尿黃糞黑是其候也　　濕旺脾鬱肺壅而生上熱小便黃

澀法宜清金利水以泄熱濕若濕邪在腹肺氣壅滯以致
頭痛鼻塞聲音重濁神氣鬱煩當於發汗利水之中加橘
皮杏仁以泄肺氣

苓甘梔子茵陳湯

茵陳蒿三錢　梔子二錢　甘草生二錢　茯苓三錢

煎大半盃熱服　治小便黃澀少腹滿脹者服此小便當
利尿如皂角汁狀其色正赤一宿腹減濕從小便去矣
濕家腹滿尿澀是木鬱而生下熱法當利水泄濕而加梔
子以清膀胱若濕熱在脾當加大黃芒硝如濕熱在肝
家而脾腎寒濕當加乾薑附子若膀胱無熱但用豬苓湯
利其小便可也

黃疸者土濕而感風邪也太陰濕土主令以陽明戊土之燥

亦化而為太陰之濕設使皮毛通暢濕氣淫蒸猶得外泄一

感風邪衛氣閉闔濕淫不得外達脾土堙鬱遏其肝木肝脾

雙陷水穀不消穀氣瘀濁化而為熱瘀熱前行下流膀胱小

便閉澀水道不利膀胱瘀熱下無泄路重蒸淫泆傳於周身

於是黃疸成焉其病起於濕土而成於風木以黃為土色而

色司於木木邪傳於濕土則見黃色也或傷於飲食或傷於

酒色病因不同總由於陽衰而土濕濕在上者陽鬱而為濕

熱濕在下者陰鬱而為濕寒乙木下陷而陽遏陰分亦化為

濕熱甲木上逆而陰旺陽分亦化為濕寒視其木氣之衰旺

無一定也其遊溢於經絡則散之於汗孔其停瘀於膀胱則

泄之於水道近在胸膈則湧吐其腐敗遠在腸胃則推蕩其

陳宿酌其溫涼寒熱四路滌清則證有變狀而邪無遁所凡

諸疸病莫不應手消除也

穀疸

穀入於胃脾陽消磨蒸其精液化為肺氣肺氣宣揚外發皮

毛而為汗內滲膀胱而為溺汗溺輸泄土不傷濕而木氣發

達則疸病不作陽衰土濕穀精堙鬱不能化氣陳

腐壅遏阻滯脾土木氣遏陷土木鬱蒸則病黃疸中氣不運

升降失職脾陷則大便滑溏胃逆則上脘痞悶濁氣熏騰惡

心欲吐惡聞穀氣食則中氣愈鬱頭眩心煩此當擴清其

酒疸

酒醴之性濕熱之媒其濡潤之質入於藏府則生下濕辛烈
之氣騰於經絡則生上熱汗溺運通濕氣下泄而熱氣上達
可以不病汗溺閉塞濕熱遏瘀乃成疸病其性嗜熱飲者則
濡潤之下傷差少而辛烈之上傷頗重其性嗜冷飲者則辛
烈之上傷有限而濕寒之下傷爲多至於醉後發渴涼飲茶
湯寒濕傷脾者不可勝數未可以濕熱概論也

色疸

腎主蟄藏相火之下秘而不泄者腎藏之也精去則火泄而
水寒蟄寒水泛濫浸淫脾土脾陽頹敗則濕動而寒生故好色

之家久而火泄水寒土濕陽虧多病虛勞必然之理也水土

寒濕不能生長水氣乙木遏陷則生下熱土水合邪傳於膀

胱此痼病所由作也其濕熱在於肝膽濕寒在於脾腎人知

其陰精之失亡而不知其相火之敗泄重以滋陰助濕之品

敗其脾腎微陽是以十病九死不可活也

甘草茵陳湯

茵陳　三錢　梔子　三錢　大黃　三錢　甘草　生

煎大半盃熱服　治穀疸腹滿尿澀者服後小便當利尿

如皂角汁狀其色正赤一宿腹減黃從小便去也

茵陳五苓散

白术　桂枝　猪苓　茯苓　澤瀉

等分爲散每用五錢調茵陳蒿末一兩空腹米飲和服一

湯匙日三服多飲熱湯取汗　治日暮寒熱者

硝黃梔子湯

大黃四錢　芒硝三錢　梔子三錢

煎大半盃熱服　治汗出腹滿者

梔子大黃湯

梔子三錢　香豉三錢　大黃三錢　枳實三錢

煎一盃熱分三服　治酒疸心中懊憹熱疼惡心欲吐者

元滑苓甘散

元明粉　滑石　甘草　茯苓

等分爲末大麥粥汁和服一湯匙日三服　治色疸額黑

身黃者服後病從大小便去尿黃糞黑是其候也　色疸

日晡發熱惡寒膀胱急小便利大便黑溏五心熱腹脹滿

身黃額黑此水土瘀濁之證宜泄水去濕通其二便仲景

用硝礬散硝石去濕礬石去濕此變而為滑石元明粉亦

即硝礬之意用者酌量而通融之不可拘泥　黃疸之家

脾腎濕寒無內熱者當用薑附茵陳不可誤服硝黃也

　暍病根原

暍病者暑熱而感風寒也熱則傷氣寒則傷形素問通評虛

實論氣盛身寒得之傷寒氣虛身熱得之傷暑以寒性敛閉

暑性疏泄寒閉其形而皮毛不開是以氣盛而身寒暑泄其

氣而腠理不闔是以氣虛而身熱暍病則傷於暑而又傷於

寒者也。盛暑汗流，元氣蒸泄，披清風而浴寒水，元府驟閉，[素問]元府者，裏熱不宣，故發熱惡寒，口渴齒燥，身重而疼痛，脈細〔汗孔也〕而濇遲也。蓋氣不鬱則不病，雖毒熱揮汗，表裏熱蒸，筋力如懈，過風寒未嘗為病，及熱傷於內，寒傷於外，壯火食氣而腠理病，神委頓，而新秋變叙，暑退涼生，肺府清爽，精力如初，不忽斂氣耗而熱鬱，於是病作也。汗之愈泄其氣，則惡寒益甚，溫之愈助其火，則發熱倍增，下之愈亡其陽，則濕動木鬱而淋澀彌加。法當補耗散之元氣，而不至於助火，清煩鬱之暑熱，而不至於伐陽，清金而泄熱，益氣而生津，無如仲景人參白虎之為善也。

人參白虎湯

石膏三錢 知母三錢 甘草二錢 粳米半盃 人參三錢

米熟湯成取大半盃熱服

霍亂根原

霍亂者飲食寒冷而感風寒也夏秋飲冷食寒水穀不消其

在上脘則爲吐其在下脘則爲泄或吐或泄不並作也一感

風寒皮毛閉塞而宿物陳菀壅遏中氣盛滿莫容於是吐泄

並作其吐者胃氣之上逆其泄者脾氣之下陷胃土之逆者

膽木之上遏也脾土之陷者肝木之下侵也蓋中氣鬱塞脾

胃不轉不能升降木氣鬱迫而克中宮刑以膽木則胃

逆賊以肝木則脾陷也肝膽主筋水土寒濕木氣不榮是以

筋轉吐泄無餘寒瘀盡去土氣漸回陽和徐布中氣發揚表

邪自解若其不解外有寒熱表證宜以麻桂發之而溫以理

中四逆之輩表寒既退而藏府鬆緩痛泄自止若其不能吐

泄腹痛欲死可用大黃附子溫藥下之陳徧推蕩立刻輕安

病在火令全屬寒因是以仲景立法率主理中四逆變通理

中四逆之意則病有盡而法無窮矣倘泥時令而用清涼是

粗工之下者也

桂苓理中湯

人參錢一　茯苓錢二　甘草二錢　乾薑三錢　桂枝錢三　白术錢三　砂仁錢二　生薑

三錢

煎大半盃溫服吐不止加半夏泄不止加肉蔻外有寒熱

表證加麻黃轉筋痛劇加附子澤瀉

痎瘧根原

痎瘧者陰邪閉束鬱其少陽之衛氣也人之六經三陰在裏

三陽在表寒邪傷人同氣相感內舍三陰少陽之經在二陽

之內三陰之外內與邪遇則相爭而病作其初與邪遇衛氣

鬱阻不得下行漸積漸盛內與陰爭陰邪被逼外秉陽位裏

束衛氣閉藏而生外寒衛爲陰束竭力外發重圍莫透鼓盪

不已則生戰慄少陽甲木從相火化氣及其相火鬱隆內熱

大作陰退寒消則衛氣外發而病解焉衛氣晝行六經二十

五周夜行五藏二十五周寒邪淺在六經則晝與衛遇而日

發深在五藏則夜與衛遇而暮發衛氣離則病休衛氣集則

病作緣邪束於外則惡寒陽鬱於內則發熱陽旺而發之速

則寒少而熱多陽虛而發之遲則寒多而熱少陽氣日盛則

其作日早陽氣日衰則其作日晏陽氣退敗不能日與邪爭

則間日乃作此以暑蒸汗泄浴於寒水寒入汗孔舍於腸胃

之外經藏之間也風閉其腠理衛氣鬱過外無泄路內

陷重陰之中鼓動外發則成瘧病也

溫瘧

先傷於寒而後中於風先寒後熱是謂寒瘧先中於風而後

傷於寒先熱後寒是謂溫瘧以冬中風邪泄其衛氣衛愈泄

而愈閉鬱爲內熱又傷於寒束其皮毛熱無出路內藏骨髓

之中春陽發動內熱外出而表寒閉束欲出不能遇盛暑毒

熱或用力煩勞氣蒸汗流熱邪與汗皆出表裏如焚及其盛

極而衰復反故位陰氣續復是以寒生也

瘅瘧

其但熱而不寒者是謂癉瘧癉瘧即溫瘧之重者以其陽盛
陰虛肺火素旺一當汗出而感風寒衛鬱熱發傷其肺氣手
足如烙煩冤欲嘔陽亢陰枯是以但熱無寒其熱內藏於心
外舍分肉之間令人神氣傷損肌肉消鑠瘧之最劇者也

牡瘧

其寒多而熱少者是謂牡瘧以其陰盛陽虛衛鬱不能透發
故寒多熱少蓋瘧病之寒因陰邪之束閉瘧病之熱緣衛陽
之鬱發其相火虛虧鬱而不發則純寒而無熱相火隆盛一
之鬱發則純熱而無寒其熱多者由相火之偏勝其寒多者
鬱即發則純熱而無寒其熱多者由相火之偏勝其寒多者

因相火之偏虛也瘧在少陽其脈自弦弦數者火盛則多熱

弦遲者水盛則多寒理自然耳

柴胡苦蔞乾薑湯

三錢

柴胡 三錢　黃芩 三錢　甘草 二錢　人參 一錢　生薑 三錢　大棗 三枚　乾薑 三錢　苦蔞

煎大半盃熱服覆衣嘔加半夏　治寒瘧先寒後熱者

柴胡桂枝乾薑湯

柴胡 三錢　甘草 二錢　人參 一錢　茯苓 三錢　桂枝 三錢　乾薑 三錢

煎大半盃熱服覆衣　治牝瘧寒多熱少或但寒不熱者

白虎桂枝柴胡湯

石膏 三錢　知母 三錢　甘草 二錢　粳米 半盃　桂枝 三錢　柴胡 三錢

煎大半盃熱服覆衣　治温瘧先熱後寒熱多寒少或但

熱不寒者

減味鱉甲煎丸

鱉甲 二兩四錢　柴胡 一兩二錢　黃芩 六錢　人參 二錢　半夏 二錢　甘草 二錢　桂枝 六錢

芍藥 一兩　丹皮 一兩　桃仁 四錢　阿膠 六錢　大黃 六錢　乾薑 六錢　葶藶 二錢

為末用清酒一罈入竈下灰一升煮鱉甲消化絞汁去渣

入諸藥煎濃留藥末調和為丸如梧子大空腹服七九日

三服　治久瘧不愈結為癥瘕名曰瘧母

傷風根原

傷風者中虛而外感也陽衰土濕中脘不運胃土常逆肺金

失降胸中宗氣不得四達時時鬱勃於皮毛之間遇飲食未

消中氣脹滿阻格金火沉降之路肺金鬱發蒸泄皮毛宗氣
外達是以不病一被風寒閉其皮毛肺氣壅遏不能外發故
逆循鼻竅嚏噴而出濕氣淫蒸清涕流溢譬之水氣蒸騰滴
而爲露也水生於金肺氣上逆無以化水故小便不利素問
風論勞風法在肺下巨陽引精者三日中年者五日不精者
七日欬出青黃涕其狀如膿大如彈丸從口中若鼻中出不
出則傷肺傷肺則死也蓋膀胱之水全是肺氣所化水利則
膀胱之鬱潤下泄肺家之壅滯全消濕去而變燥故痰涕膠
粘色化青黃出於口鼻肺藏不傷也少年陽衰未極肺不終
鬱則氣降而化水故引精於三日中年者五日末年陽衰不
能引精者七日若其終不能引几而鬱熱蒸腐則肺傷而死

矣太陽引精賴乎陽明之降中氣運轉陽明右降則肺金下

達而化水尿積鬱始逼陽明不降肺無下行之路太陽無引

精之權也法宜泄肺而開皮毛理中而泄濕鬱濕消而鬱散

氣通而水調無餘事已

紫蘇薑苓湯

蘇葉三錢 生薑三錢 甘草二錢 茯苓三錢 半夏三錢 橘皮二錢 乾薑三錢 砂仁二錢

煎大半盃熱服覆衣

齁喘根原

齁喘者即傷風之重者也其陽衰土濕中氣不運輮之傷風

之家倍甚脾土常陷胃土常逆水穀消遲濁陰莫降一遇清

風感襲閉其皮毛中脘鬱滿胃氣愈逆肺藏壅塞表裏不得

通達宗氣逆衝出於喉嚨而氣阻喉閉不得透泄於是壅悶

喘急不可名狀此齁喘之由來也輕則但作於秋冬是緣風

邪之外束重則兼發於夏暑乃由濕淫之內動濕居寒熱之

中水火逼蒸則生濕氣濕氣在上則隨火而化熱濕氣在下

則隨水而化寒火盛則上之濕熱為多水盛則下之濕寒斯

甚此因水火之衰旺不同故其上下之寒熱亦殊而齁喘之

家則上焦之濕熱不敵下焦之濕寒以其腸衰而陰旺火敗

而水勝也此當溫中燥土助其推遷降戊土於坎中使濁陰

下泄於水道升己土於離位使清陽上達於汗孔中氣一轉

而清濁易位汗溺一行而鬱悶全消則肺氣清降喘阻不作

若服清潤之劑中脘愈敗肺氣更逆是庸工之下者也

紫蘇薑芩湯

蘇葉三錢　杏仁三錢　橘皮三錢　半夏三錢　茯苓三錢　乾薑三錢　甘草二錢　砂仁

二錢　生薑三錢

煎大半盃熱服覆衣　若皮毛閉束表邪不解則加麻黃

若言語譫妄內熱不清則加石膏

四聖心源卷八

昌邑黃元御坤載著

清陽升露爰開七竅精神魂魄之所發聲色臭味之所司
也先聖既沒千載如夢扶陰抑陽辭喬入谷箝娥青之舌
杜儀泰之口塞瞽曠之耳膠離朱之目禍流今古痛積人
神僕也輕試老拳道宗目眇晷嬰利鏃夏侯睛傷雙睛莫
莫原非大眼將軍一目眬朧竟作小冠子夏渺爾游魂不
絕如綫操觚含毫悲憤橫集作七竅解

右降而化濁陰濁陰降泄則開竅於下清陽升露則開竅於
耳目者清陽之門戶也陰位於下左升而化清陽陽位於上

上莫濁於渣滓故陰竅於二便而傳糞溺莫清於神氣故陽

竅於五官而司見聞清陽上達則七竅空明濁陰上逆則五

官晦塞晦則不睹塞則不聞明則善視空則善聽木主五色

以血藏於肝血華則爲色也血陰也而陽魂生焉故血之內

華者則爲色而魂之外光者則爲視金主五聲以氣藏於肺

氣發則爲聲也氣陽也而陰魄生焉故氣之外發者則爲聲

而魄之內涵者則爲聞木火升清清升則陽外發而爲兩目

金水降濁濁降則陽體內存而爲雙耳蓋神明而精暗氣虛

而血實外明乃見內虛乃聞木火陰體而陽用魂中有魄外

明內暗故能見不能聞金水陽體而陰用魄中有魂內虛外

實故能聞不能見目以用神耳以體靈用神則明體靈則聰

木火之用金水之體皆陽也體善存而用善發是以聽明而

神靈耳聾者善視陽體已敗故神於用瞽者善聽陽用既廢

故靈於體所謂絕利一源用師十倍也清陽一敗體用皆亡

濁陰逆上孔竅障塞則熟視不覩泰山靜聽不聞雷霆耳目

之官廢矣

目病根原

目病者清陽之上衰也金水為陰陰降則精盈木火為陽陽

升則神化精濁故下暗神清故上光而清陽之上發必由於

脈脈主於心而上絡於目心目者皆宗脈之所聚也者宗脈

之所聚也又曰目宗脈之陽上達九天陽氣清明則虛靈而內經心

神發所謂心藏脈而脈舍神也 靈樞經語 神氣發現開雙竅而為

夫精明者所以別白黑視長短

精明

目者神氣之所遊行而出入也竅開

而光露是以無微而不燭一有微陰不降則雲霧曖空神氣

障蔽陽陷而光損矣清升濁降全賴於土水木隨己土左升

則陰化而爲清陽火金隨戊土右降則陽化而爲濁陰陰暗

而陽明夜晦而晝光自然之理也後世庸工無知妄作補陰

泄陽避明趨暗其輕者遂爲肓瞽之子其重者竟成夭枉之

民愚謬之惡決海難流也慨自師曠哲人不能回既霍之目

子夏賢者不能復已喪之明況委之愚妄粗工之手雖有如

炬之光如星之曜安得不殞滅而亡失乎然千古之人未有

如師曠子夏之明者所謂肓於目而不肓於心也古之明者

察於未象視於無形夫未象可察則象爲粗糠無形可視則

形爲贅疣官骸者必做之物神明者不朽之靈達人不用其

官用其神官雖止而神自行神宇泰而天光發不飲上池而

見垣人不燃靈犀而察淵魚葉薇兩目而無遠弗照雲硥雙

睛而無幽不燭如是則聽不用耳視不用目可以耳視可以

目聽此之謂千古之明者何事乞照於庸工希光於下士也

疼痛

眼病疼痛悉由濁氣逆衝目居清陽之位神氣冲和光彩發

露未有一綫濁陰若使濁陰衝逆遏逼清氣清氣升發而濁

氣遏之二氣壅迫兩相擊撞是以作疼而濁陰之上逆全緣

辛金之不斂金收而水藏之則濁陰歸於九地之下金不能

斂斯水不能藏故濁陰逆填於清位金水逆升濁陰填塞則

甲木不得下行而衝擊於頭目頭目之痛者甲木之邪也甲

木化氣於相火隨辛金右轉而溫水藏甲木不降相火上炎

而刑肺金肺金被爍故白珠紅腫而熱滯也手足少陽之脉

同起於目銳眥而手之三陽陽之清者足之三陽之濁者

清則上升濁則下降手之三陽自手走頭其氣皆升足之三

陽自頭走足其氣皆降手三陽病則下陷足三陽病則上逆

凡下熱之證因手少陽三焦之陷上熱之證因足少陽膽經

之逆故眼病之熱赤獨責甲木而不責於三焦也其疼痛而

赤熱者甲木逆而相火旺其疼痛而不赤熱者甲木逆而相

火虛也赤痛之久濁陰蒙蔽清陽不能透露則雲翳生而光

華碇雲翳者濁氣之所鬱結也陽氣未陷續自升發則翳退

而明復陽氣一陷翳障堅老而精明喪矣其疼痛者濁氣之

衝突其盲瞽者清陽陷敗而木火不升也木火之升機在己

土金水之降機在戊土己土左旋則和煦而化陽神戊土右

轉則凝肅而產陰精陰精之魄藏於肺金精魄重濁是以沈

降陽神之魂藏於肝木神魂輕清是以浮升本乎天者親上

本乎地者親下自然之性也脾升胃降則在中氣中氣者脾

胃旋轉之樞軸水火升降之關鍵偏濕則脾病偏燥則胃病

偏熱則火病偏寒則水病濟其燥濕寒熱之偏而歸於平則

中氣治矣

柴胡芍藥丹皮湯

黃芩三錢　酒炒柴胡三錢　白芍藥三錢　甘草二錢　丹皮三錢

煎半盃熱服　治左目赤痛者

百合五味湯

百合　三錢　　五味　一錢研　　半夏　三錢　　甘草　二錢　　丹皮　三錢　　芍藥　三錢

煎半盃熱服　治右目赤痛者熱甚加石膏知母

百合五味薑附湯

百合　三錢　　五味　一錢　　芍藥　三錢　　甘草　二錢　　茯苓　三錢　　半夏　三錢　　乾薑　三錢　　附子　三

錢

煎大半盃溫服　治水土寒濕而上熱赤痛者或不赤不

熱而作疼痛是無上熱去百合為藥加桂枝

茯澤石膏湯

茯苓　三錢　　澤瀉　三錢　　梔子　三錢　　甘草　二錢　　半夏　三錢　　石膏　三錢

煎大半盃熱服　治濕熱重蒸目珠黃赤者

桂枝丹皮首烏湯

桂枝三錢　丹皮三錢　首烏三錢　甘草二錢　茯苓三錢　半夏三錢　乾薑三錢　龍眼十個肉

煎大半盃熱服　治昏花不明而無赤痛者

桂枝菖蒲湯

柴胡三錢　桂枝三錢　丹皮三錢　生薑三錢　甘草二錢　菖蒲二錢

煎半盃熱服　治瞳子縮小者

烏梅山萸湯

五味一錢　烏梅三錢肉　山萸肉三錢　甘草二錢　首烏三錢　芍藥三錢　龍骨二錢　牡蠣三錢

煎半盃溫服　治瞳子散大者

薑桂參芩首烏湯

人參三錢　桂枝三錢　甘草二錢　茯苓三錢　首烏三錢　乾薑一錢

煎半盃溫服　治目珠塌陷者

芍藥棗仁柴胡湯

芍藥三錢　甘草三錢　首烏三錢　棗仁三錢生研　柴胡三錢　丹皮三錢

煎半盃熱服　治目珠突出者　醫書自唐以後無通者

而尤不通者則爲眼科庸妄之徒造孽誤人毒流千古甚

可痛恨謹爲洗發原委畧立數法以槪大意酌其藏府燥

濕寒熱而用之乃可奏效若內傷不精但以眼科各家此

千古必無之事也

耳病者濁陰之上塡也陽性虛而陰性實濁陰下降耳竅乃

虛虛則清徹而靈通以其冲而不盈也目者水火之終氣耳

者金水之始基水火外明故神清而善發金水內虛故氣空

而善內凡大塊之噫氣生物之息吹有竅則聲入聲入則籟

發非關聲音之鉅細也竅竅空洞翁聚而鼓盪之故聲入而

響達聲之空谷傳聲萬籟皆振聲不傳於崇山而獨振於空

谷者以其虛也聲之入也以其虛而響之聞也以其靈孔竅

於聽宮而響達於靈府是以無微而不聞也濁氣一升濁氣

堵塞則聲入而不通矣人之衰者脾陷胃逆淸氣不升濁氣

不降虛靈障蔽重聽不聞陰日長而陽日消竅日閉而聰日

損氣化自然之數也然竅閉於天而靈開於人達者於是有

却年還聰之術也

疼痛

耳病疼痛悉由濁氣壅塞耳以冲虛之官空靈洞徹萬籟畢

收有濁則降微陰不存若使濁氣升填結滯壅腫則生疼痛

久而堅實牢硬氣阻而為熱血鬱而化火肌肉腐潰則成癰

膿濁氣之上逆緣於辛金之失斂甲木之不降甲木上衝聽

宮脹塞相火鬱遏經氣壅迫是以疼痛而熱腫凡頭耳之腫

痛皆甲木之邪也手足少陽之脈俱絡於耳而少陽一病則

三焦之氣善陷膽經之氣善逆耳病之癰腫盡甲木之為害

於三焦無關也甲木逆升相火鬱發則為熱腫木邪衝突則

為疼痛木氣堵塞則為重聽仲景傷寒少陽中風兩耳無所
聞太陽傷寒病人义手自冒心師因教試令欬而不欬者此
必兩耳無聞也以重發汗虛故如此耳聾者手少陽之陽虛
而足少陽之陽敗耳癰者手少陽之火陷而足少陽之火逆
也欲升三焦必升已土欲降甲木必降戊土中氣不運不能
使濁降而清升也

柴胡芍藥茯苓湯

柴胡二錢　茯苓三錢　半夏三錢　甘草二錢　桔梗三錢

煎半盃熱服　治耳內熱腫疼痛者熱甚加黃芩膿成加

芍藥三錢

丹皮　桃仁

苓澤芍藥湯

茯苓三錢 澤瀉三錢 半夏三錢 杏仁三錢 柴胡三錢 芍藥三錢

煎半盃熱服　治耳流黃水者

參茯五味芍藥湯

茯苓三錢 半夏三錢 甘草二錢 人參三錢 橘皮三錢 五味一錢 芍藥三錢

煎半盃溫服　治耳漸重聽者

鼻口根原

鼻口者手足太陰之竅也脾竅於口而司五味肺竅於鼻而

司五臭人身之氣陽降而化濁陰陰升而化清陽清則沖虛

濁則滯塞沖虛則生其清和滯塞則鬱爲煩熱上竅沖虛而

不滯塞清和而不煩熱者清氣升而濁氣降也濁降而清升

故口知五味而鼻知五臭而口鼻之司臭味非第脾肺之能

也，其權實由於心，以心竅於舌，心主臭而口主味，鼻之知五臭者心也，口之知五味者舌也。心爲君火，膽與三焦爲相火，三焦升則爲清陽，膽木降則爲濁陰，三焦陷而膽木逆清氣，降而濁氣升，則鼻口滯塞而生煩熱，臭味不知矣。而清氣之升，由鼻而上達，濁氣之降，自口而下行，蓋鼻竅於喉，口竅於咽，鼻者清氣之所終，口者濁氣之所始也。喉通於藏，咽通於府，喉者地氣之既升，咽者天氣之初降也。濁氣不降而清氣之陷，則病見於口，清氣不升而濁氣上逆，則病見於鼻，故鼻病者升其清而並降其濁，口病者降其濁而兼升其清，升清之權在於太陰，太陰陷則乙木不能升其清，降濁之機在於陽明，陽明逆則辛金不能降其濁，得升降之宜，則口鼻之竅

和暢而清通矣

鼻病根原

鼻病者手太陰之不清也肺竅於鼻司衛氣而主降斂宗氣
在胸衛陽之本貫心肺而行呼吸出入鼻竅者也肺降則宗
氣清肅而鼻通肺逆則宗氣壅阻而鼻塞涕者肺氣之薰蒸
也肺中清氣氤氳如霧霧氣飄灑化爲雨露而輸膀胱則痰
涕不生肺金不清霧氣瘀濁不能化水則凝鬱於胸膈而痰
生薰蒸於鼻竅而涕化痰涕之作皆由於辛金之不降也肺
金生水而主皮毛肺氣內降則通達於膀胱肺氣外行則熏
澤於皮毛外感風寒而皮毛閉秘藏府鬱遏內不能降外不
能泄蓄積莫容則逆行於鼻竅鼻竅窄狹行之不及故衝激

而為嚏噴肺氣重熏騰淫蒸鼻竅是以清涕流溢涓涓而下也

肺氣初逆則涕清遲而肺氣堙鬱清化為濁則滯塞而膠粘

遲而濁菀陳腐白化為黃則臭敗而穢惡人而不愈色味如

膿謂之鼻癰皆肺氣逆行之所致也其中氣不運肺金壅滿

即不感風寒而濁涕時下是謂鼻淵鼻淵者濁涕下不止也

素問肺氣之鬱總由土濕而胃逆胃逆則濁氣填塞肺無降

語

路故也

桔梗元參湯

桔梗 三錢　元參 三錢　杏仁 三錢　橘皮 三錢　半夏 三錢　茯苓 三錢　甘草 二錢　生薑

三錢

煎半盃熱服　治肺氣鬱升鼻塞涕多者

五味石膏湯

五味 一錢 石膏 三錢 杏仁 三錢 半夏 三錢 元參 三錢 茯苓 三錢 桔梗 三錢 生薑 三錢

煎半盃熱服

治肺熱鼻塞濁涕粘黃者胃寒加乾薑

黃芩貝母湯

黃芩 三錢 柴胡 三錢 芍藥 三錢 元參 三錢 桔梗 三錢 杏仁 三錢 五味 一錢 貝母 三錢 去心

煎半盃熱服

治鼻孔發熱生瘡者

苓澤薑蘇湯

茯苓 三錢 澤瀉 三錢 生薑 三錢 杏仁 三錢 甘草 二錢 橘皮 三錢 紫蘇葉 三錢

煎半盃熱服

治鼻塞聲重語言不清者

口病根原

口病者足陽明之不降也脾主肌肉而竅於口口唇者肌肉之本也素問脾胃同氣脾主升清而胃主降濁清升濁降則語唇口不病病者太陰己土之陷而陽明戊土之逆也陽明逆則甲木不降而相火上炎於是唇口疼痛而熱腫諸病生焉脾胃不病則口中清和而無味木鬱則酸火鬱則苦金鬱則辛水鬱則鹹自鬱則甘口生五味者五藏之鬱而不得土氣則味不自生以五味司於脾土也心主五臭入腎為腐心為火而腎為水土者水火之中氣水泛於土則濕生火鬱於土則熱作濕熱薰蒸則口氣腐穢而臭惡太陰以濕土主令陽明從燥金化氣脾病則陷胃病則逆口唇之病燥熱者多濕

十　宛鄰書屋

寒者少責在陽明不在太陰然陽明上逆而生燥熱半因太
陰下陷而病濕寒清潤上焦之燥熱而不助下焦之濕寒則
得之矣

甘草黃芩湯

甘草 二錢　黃芩 二錢　茯苓 三錢　半夏 三錢　石膏 三錢

煎半盃熱服　治濕熱薰蒸口氣穢惡者

貝母元參湯

貝母 三錢　元參 三錢　甘草 二錢　黃芩 二錢

煎半盃熱嗽徐咽熱甚加黃連石膏　治口瘡熱腫

桂枝薑苓湯

芍藥 四錢　桂枝 二錢　乾薑 三錢　茯苓 三錢　甘草 二錢　元參 三錢

煎大半盃溫服　治脾胃濕寒膽火上炎而生口瘡者

舌病

心竅於舌舌者心之官也心屬火而火性升其下降者胃土

右轉金斂而水藏之也胃逆而肺金失斂則火遂其炎上之

性而病見於舌疼痛熱腫於是作焉火之為性降則通暢升

則堙鬱鬱則胎生舌胎者心液之瘀結也鬱於土則胎黃鬱

於金則胎白火盛而金燥則舌胎白澀火衰而金寒則舌胎

白滑火衰而土濕則舌胎黃滑火盛而土燥則舌胎黃澀五

行之理旺則侮其所不勝衰則見侮於所勝水者火之敵水

勝而火負則胎黑而滑水負而火勝則胎黑而澀凡光滑滋

潤者皆火衰而寒凝凡芒刺焦裂者皆火盛而燥結也心主

言而言語之機關則在於舌舌之屬伸上下者筋脈之柔和

也筋司於肝肝氣鬱則筋脈短縮而舌卷不能言靈樞經脈

足厥陰氣絕則筋絕筋者聚於陰器而脈絡於舌本脈弗榮

則筋急筋急則引舌與卵故唇青舌卷卵縮足太陰氣絕則

脈不榮其唇舌脈不榮則舌萎人中滿素問熱論少陰脈貫

腎絡於肺繫舌本故口燥舌乾而渴足三陰之脈皆絡於舌

凡舌病之疼痛熱腫則責君火之升炎若其滑澁燥濕攣縮

弛長諸變當於各經求之也

　　芩連芍藥湯

黃芩三錢　黃連一錢　甘草二錢　貝母二錢去心　丹皮三錢　芍藥三錢

煎半盃熱服　治舌瘡疼痛熱腫

桂枝地黄湯

桂枝三錢　芍藥三錢　生地三錢　阿膠三錢　當歸三錢　甘草二錢

煎大半盃溫服　治肝燥舌卷者若中風强舌語拙或雜

證舌蹇言遲皆脾腎濕寒不宜清涼滋潤勿服此方

牙痛

牙痛者足陽明之病也手陽明之經起於手之次指上頸貫

頰而入下齒足陽明之經起於鼻之交頻下循鼻外而入上

齒手之三陽陽之清者足之三陽陽之濁者濁則下降清則

上升手陽明升足陽明降濁氣不至上壅是以不痛手陽明

以燥金主令足陽明以戊土而化氣於燥金戊土之降以其

燥也太陰盛而陽明虛則戊土化濕逆而不降並阻少陽甲

木之經不得下行牙床者胃土所司胃土不降濁氣壅迫甲

木逆衝攻宍牙床是以腫痛甲木化氣於相火相火失根逆

行而上炎是以熱生牙蟲者木鬱而為蟲也甲木鬱於濕土

之中腐敗蟲朽故蟲生而齒壞牙齒為骨之餘氣足少陰腎

水之所生也水盛於下而根於上牙者水之方芽於火位而

未盛者也五行之理水能勝火而火不勝水水火一病則水

勝而火負事之常也而齒牙之位以癸水之始基微陰初凝

根荄未壯一遭相火逆升薰蒸炎烈挾焦石流金之力而勝

盃水勢自易易以少水而爍於壯火未可以勝負尋常之理

相提而並論也

黃芩石膏湯

黃芩錢三 石膏錢三 甘草生二錢 半夏錢三 升麻錢二 芍藥錢三

煎半盃熱服徐咽　治牙疼齦腫

柴胡桃仁湯

柴胡錢三 桃仁錢三 石膏錢三 骨碎補錢三

煎半盃熱服徐咽　治蟲牙

咽喉

咽喉者陰陽升降之路也靈樞經脈胃足陽明之脈循喉嚨
而入缺盆脾足太陰之脈挾咽而連舌本心手少陰之脈挾
咽而繫目系小腸手太陽之脈循咽而下胸膈腎足少陰之
脈循喉嚨而挾舌本肝足厥陰之脈循喉嚨而入頏顙五藏
六府之經不盡循於咽喉而咽爲六府之通衢喉爲五藏之

總門脈有岐出而呼吸升降之氣則別無他經也六府陽也

而陽中有陰則氣降故濁陰由咽而下達五藏陰也而陰中

有陽則氣升故清陽自喉而上騰益六府者傳化物而不藏

不藏則下行是天氣之降也五藏者藏精氣而不泄不泄則

上行是地氣之升也地氣不升則喉病喉病者氣塞而不藏

天氣不降則咽病咽病者氣逼而食塞先食阻而後氣梗者

是藏完而府傷之也先氣梗而後食阻者是府完而藏傷之

也而總之咽逼六府而胃為之主喉通五藏而肺為之宗陽

衰土濕肺胃不降濁氣壅鬱則病痺塞相火升炎則病腫痛

下竅為陰上竅為陽陰之氣濁陽之氣清清氣涼而濁氣熱

故清氣下陷則涼泄於魄門濁氣上逆則熱結於喉嚨也

甘草桔梗射干湯

甘草生二錢　桔梗三錢　半夏三錢　射干三錢

煎半盃熱嗽徐服　治咽喉腫痛生瘡者

貝母升麻鼈甲湯

貝母三錢　升麻二錢　丹皮三錢　元參三錢　鼈甲三錢

煎半盃熱嗽徐服　治喉瘡膿成者

聲音

聲音者手太陰之所司也肺藏氣而氣之激岩則為聲故肺
病則聲為之不調氣病則聲為之不暢而氣之所以病者由
於己土之濕手陽明主令於燥金手太陰化氣於濕土陽明
旺則金燥而響振大陰盛則土濕而聲瘖璧之琴瑟簫鼓遇

晴明而清越值陰晦而沈濁燥濕之不同也燥爲陽而濕爲

陰陽旺則氣聚而不泄氣通而不塞聚則響而通則鳴唇缺

齒落而言語不清者氣之泄也涕流鼻淵而聲音不亮者氣

之塞也然聲出於氣而氣使於神靈樞憂恚無言喉嚨者氣

之所以上下者也會厭者聲音之戶也口唇者聲音之扇也

舌者聲音之機也懸雍者聲音之關也頏顙者分氣之所泄

也橫骨者神氣所使主發舌者也蓋門戶之開闔機關之啓

閉氣爲之也而所以司其遲疾時其高下開闔適宜而啓閉

中節者神之所使也是故久嗽而音啞者病在聲氣中風而

不言者病在神明聲氣病則能言而不能響神明病則能響

而不能言聲氣出於肺神明藏於心四十九難肺主五聲入

心為言緣聲由氣動而言以神發也聞之婦人在軍金鼓不

振李少卿軍有女子擊鼓起土而鼓不鳴然則調聲音者益

清陽而驅濁陰一定之理也

茯苓橘皮杏仁湯

茯苓三錢　半夏三錢　杏仁三錢　百合三錢　橘皮三錢　生薑三錢

煎半盃熱服　治濕旺氣鬱聲音不亮者

百合桔梗雞子湯

百合三錢　桔梗三錢　五味一錢　雞子白一枚

煎半盃去滓入雞子清熱服　治失聲瘖啞者

髭髮

鬚髮者手足六陽之所榮也靈樞陰陽二十五人手三陽之

上者皆行於頭陽明之經其榮髭也少陽之經其榮眉也太

陽之經其榮鬚鬢也足三陽之上者亦行於頭陽明之經其榮

鬢也少陽之經其榮鬚鬢也太陽之經其榮眉也凡此六經血

氣盛則美而長血氣衰則惡而短夫鬚髮者營血之所滋生

而實衛氣之所發育也血根於上而盛於下氣根於下而盛

於上髭髮上盛而下衰者手足六陽之經氣盛於上故也靈

樞決氣上焦開發宣五穀味熏膚充身澤毛若霧露之溉是

謂氣冬時陽氣內潛而爪髮枯脆夏日陽氣外浮而爪鬚和

澤緣鬚髮之生血以濡之所以滋其根荄氣以煦之所以榮

其枝葉也宦者傷其宗筋血泄而不滋則氣脫而不榮是以

無鬚與婦人正同然則鬚落髮焦者血衰而實氣敗當於營

衛二者雙培其本支則得之矣

桂枝柏葉湯

首烏三錢　桂枝三錢　丹皮三錢　生地三錢　柏葉三錢　生薑三錢　人參三錢　阿膠三錢

煎大半盃溫服　治鬚落髮焦枯燥不榮黃澀早白加桑

椹黑豆陽衰土濕者加乾薑茯苓肺氣不充重用黃耆肺

主皮毛故也

四聖心源卷九

昌邑黃元御坤載著

瘡瘍之病因寒邪傷營血澀氣阻積鬱成熱肉腐爲膿陽

盛則紅腫而外發陰盛則黑塌而內陷其輕則疥癬之疾

其重則腹內之病靈樞義晳而無方金匱法畧而未備後

世外科之家仰鑽莫入茫若其言玉版塵封金匱雲埋知

若亞父遭此難而身傾賢如伯牛遘斯疾而命隕賢智不

解其義而況餘子乎往年目病悔爲庸妄所誤寒泄脾陽

耳後癰腫清膿知注又幾誤於外科之手游息浮揚一縷

未斷念之至今病悸作瘡瘍解

瘡瘍解

癰疽根原

癰疽者寒傷營血之病也血之爲性溫則流行寒則凝澀寒

傷營血凝澀不運衛氣鬱阻蓄而爲熱熱盛則肉腐爲膿膿

瘀不泄爛筋而傷骨骨髓消爍經脈敗漏熏於五藏藏傷則

死矣癰病淺而疽病深淺則輕而深則重癰者營衛之壅於

外也疽者氣血之阻於內也營衛之壅有盛有不盛故腫

有大小穴俞開而風寒入寒鬱爲熱隨孔竅而外發故其形

圓疽之外候皮夭而堅癰之外候皮薄而澤陰陽淺深之分

也靈樞癰疽寒邪客於經脈之中則血澀血澀則不通不通

則衛氣歸之不得復反故癰腫寒氣化爲熱熱盛則腐肉肉

腐則爲膿癰成爲熱而根原於外寒故癰疽初起當溫經而

散寒行營而宣衛及其寒化爲熱癰腫痛楚於此營衛過開

之秋仍宜清散於經絡至於膿血潰洩經熱外洩營衛俱敗

自非崇補氣血不能復也如其經絡陰凝腫熱外盛氣血虛

寒膿汁清稀則更當温散而暖補之不可緩也若夫瘡癤疥

癬之類其受傷原淺但當發表而泄衛無事他方也

桂枝丹皮紫蘇湯

桂枝　芍藥錢三　甘草錢二　丹皮錢三　蘇葉錢三　生薑錢三

煎大半盃熱服覆取微汗　治癰疽初起　金匱諸脈浮

數應當發熱而反灑淅惡寒若有痛處當發癰癤癰疽因

外感寒邪傷其營血營傷而裏束衛氣衛氣鬱阻不得外

達故見惡寒衛鬱熱發肉腐膿化則成癰疽初起經絡鬱

遏必當發表表解汗出衛鬱透泄經絡通暢則腫痛消除

不作膿也若不得汗宜重用青萍發之表熱太盛用地黃

天冬涼泄經絡之鬱衛氣太虛用黃芪益其經氣

生
三錢

丹皮黃芪湯

桂枝三錢　桃仁三錢　甘草二錢　桔梗三錢　丹皮三錢　生薑三錢　元參三錢　黃芪三錢

煎大半盃熱服治皮肉癰腫癰疽已成者熱盛重用黃芪

天冬、地黃

排膿湯

甘草二錢炙　桔梗三錢　生薑三錢　大棗三枚

煎大半盃溫服　治膿成熱劇皮肉鬆軟者

桂枝人參黃芪湯

人參三錢　黃芪炙三錢　桂枝三錢　甘草炙二錢　當歸三錢　芍藥三錢　茯苓三錢

丹皮三錢

煎大半盃溫服

黃芪人參牡蠣湯　治膿泄熱退營衛雙虛者

黃芪三錢　人參三錢　甘草二錢　五味一錢　生薑三錢　茯苓三錢　牡蠣三錢

煎大半盃溫服　治膿泄後潰爛不能收口洗淨敗血腐

肉用龍骨象皮細末少許收之貼仙靈膏

仙靈膏

地黃八兩　當歸三兩　甘草二兩　黃芪三兩　丹皮一兩　桂枝一兩

麻油一觔　黃丹八兩　熬膏入黃蠟白蠟乳香沒藥各一兩

罐收膿後潰爛久不收口洗淨貼一日一換計日平復

大黃牡丹湯

大黃三錢 芒硝三錢 冬瓜子二錢 桃仁三錢 丹皮三錢

煎大半盃熱服 治疽近腸胃內熱鬱蒸者

參芪苓桂乾薑湯

人參三錢 黃芪三錢 甘草二錢 茯苓三錢 桂枝三錢 乾薑三錢 丹皮二錢

煎大半盃溫服 治陰盛內寒及膿清熱微者甚加附子

仙掌丹

血竭一錢 元參四分 冰片五分 麝香五分

班貓八錢去頭翅糯米炒黃用去米川產者良餘處不可用 前胡炒四分 乳香一錢去油 沒藥一錢去油

硏細鎖收凡陽證癰疽初起針破瘡頂點藥如芥粒外用

膏藥貼之頃刻流滴黃水半日卽消重者一日一揪二兩

曰愈神效膿成無用陰證不治

　　瘰癧根原

瘰癧者足少陽之病也足少陽以甲木而化氣於相火其經
自頭走足行身之旁目之外眥上循耳後從頸側而入缺盆
下胸腋而行脇肋降於腎藏以溫癸水相火降蟄故癸水不
至下寒而甲木不至上熱而甲木之降由於辛金之斂辛金
之斂緣於戊土之右轉也戊土不降少陽逆行經氣壅遏相
火上炎瘀熱搏結則瘰癧生焉肝膽主筋筋脈卷屈而壅腫
故磊落歷碌頑硬而堅實也靈樞經脈膽足少陽之經是動
則病口苦心脇痛缺盆中腫痛腋下腫馬刀挾癭馬刀挾癭
者足少陽之脈循缺盆挾胸膈而走脇肋其經彎如馬刀而

癭瘤挾生也金匱痹挾背行若腸鳴馬刀挾癭者皆爲勞得之此以勞傷中氣戊土逆升少陽經脈降路壅阻相火鬱蒸故令病此病在筋而不在肉故堅而不潰潰而不斂較之諸瘡最難平復而相火升炎上熱日增脾腎陽虧下寒日劇久而陽敗土崩遂傷性命非傷於血肉之潰乃死於中氣之敗也法當培中氣以降陽明肺胃右行相火下潛甲木榮暢而歸根則瘡自平矣

柴胡芍藥半夏湯

柴胡三錢　芍藥三錢　元參三錢　甘草二錢　半夏三錢　丹皮三錢　牡蠣三錢　鱉甲三錢

煎大半盃熱服上熱甚者加黃芩地黃血虛木燥加首烏

腫痛加貝母膿成加桔梗

癮風根原

癮風者風傷衛氣而營鬱未盡泄也衛性收斂營性發揚風

傷衛氣開其皮毛風愈泄則衛愈閉其性然也衛閉則營血

不得外發於是鬱蒸而生裏熱六日經盡營熱鬱發衛不能

閉則腫透皮毛而見紅斑斑發熱除則病愈矣若衛閉不開

斑點莫出營熱內鬱藏府蒸焚則成死證風以木氣而善疏

泄其衛氣之閉者風泄之也其衛氣之閉而終開者亦風泄

之也初時感冒經熱未盛則氣閉而風不能泄經盡之後營

熱蒸發則風泄而氣不能閉是以疹見風有強弱之不同氣

有盛衰之非一風強而氣不能閉則斑點盡出氣盛而風不

: 能泄則斑點全無若風氣相搏勢力均平風强而外泄氣盛
而內閉風强則內氣不能盡閉氣盛則外風不能盡泄泄之
不透隱見於皮膚之內是謂癮疹氣之不透鬱而為癢癢
者謂之泄風又曰脈風泄風者風之未得盡泄而遺熱於經
脈之中也泄風不愈營熱內鬱久而經絡蒸淫肌肉腐潰發
為痂癩是名癩風肺司衛氣而主皮毛衛氣清和壑膚充身
澤毛若霧露之溉焉則皮毛榮華衛氣鬱閉髮膚失其壑澤
故膚腫而毛落肺毅於鼻宗氣之所出入宗氣者衛氣之本
大氣之搏而不行積於胸中以貫心肺而行呼吸者也衛氣
閉塞則宗氣蒸瘀失其清蕭故鼻柱壞也大凡溫疫中風發
表透微紅斑玟散布毫髮無鬱必無此病法宜泄衛鬱而清營

熱決腐敗而生新血經絡清暢痳癩自平矣

紫蘇丹皮地黃湯

蘇葉三錢　生薑三錢　甘草二錢　丹皮三錢　芍藥三錢　地黃三錢

煎大半盃熱服覆衣取汗若不得汗重用青萍發之外以青萍熱湯熏洗以開汗孔汗後用破鬱行血之藥通其經絡退熱消蒸之劑清其營衛腐去新生自能平愈但涼營泄熱之品久服則脾敗當酌加薑桂行經之藥不至內泄脾陽則善矣

痔漏根原

痔漏者手太陽之病也手之三陽自手走頭足之三陽自頭走足手三陽之走頭者清陽之上升也足三陽之走足者濁

陽之下降也足三陽病則上逆而不降手三陽病則下陷而

不升素問氣厥論小腸移熱於大腸爲虙瘕爲沈痔五行之

理升極必降降極必升升則陰化爲陽降則陽化爲陰水本

潤下足少陰以癸水而化君火者降極則升也火本炎上手

太陽以丙火而化寒水者升極則降也手太陽病則丙火下

陷不上升而化寒水是以小腸有熱五藏六府病則傳其所

勝以丙火而化庚金是以移熱於大腸魄門處大腸之末丙

火傳金陷於至下之地是以痔生於肛也然病在於二腸而

究其根原實因於脾素問氣通天論因而飽食筋脈橫解

腸澼爲痔以過飽傷脾脾氣困敗不能消磨水穀莫化下趨

二腸而爲泄利泄則脾與二腸俱陷丙火陷於肛門此痔病

所由生也氣統於肺而肺氣之降者胃土之右轉也血藏於

肝而肝血之升者脾土之左旋也凡經絡藏府之氣皆受於

肺凡經絡藏府之血皆受於肝戊土一降而諸氣皆降巳土

一升則諸血皆升脾土濕陷則肝木下鬱而血不上行故脫

失於大便血凝則為癥瘕流則為沈痔沈痔處者皆肝血之下陷

無二理也靈樞邪氣藏府病形腎脈微濇為不月沈痔血流

於後則為沈痔血凝於前則為不月不月即虛瘕也金匱小

腸有寒者其人下重便血有熱者必痔痔與下重便血皆丙

火之陷下火衰而陷者則下重便血而不痔火未衰而陷者

則下重便血而痔生要之痔家熱在肛門而脾與小腸無不

寒濕緣丙火不虛則不陷陷則下熱而中寒丙火上升而化

寒水者常也下陷而不化寒水是以生熱陷而不升故熱在

魄門而不在腸胃也此病一成凡遇中氣寒鬱則火陷而痔

發無論其平日即其痔發肛熱之時皆其寒濕內作之會而

醫工不知也經血陷流習爲熟路歲八年深時常滴漏則爲

漏病譬如器漏而水泄也

茯苓石脂湯

茯苓 三錢　丹皮 三錢　桂枝 三錢　芍藥 四錢　甘草 二錢　乾薑 二錢炒　赤石脂 三錢

升麻 一錢

煎大半盃溫服　治痔漏尰痛下血肛熱加黃連木燥加

阿膠

四聖心源卷十

昌邑黃元御坤載著

婦人之證率與男子無殊惟其經脈胎產三十六病則與
丈夫不同其源流逼塞實資於調燮花萼長消端賴於栽
培降自後世此義遂乖傷賜谷之忽寒歎溫泉之遠洄泛
桃花之巨浪決瓠子之洪波乃使春華易萎秋實難成胎
傷卵破女德無終玉折蘭摧婦怨何極僕本恨人痛心在

目作婦人解

經脈者風水之所化生也人與天地相參也與日月相應也
靈樞男子應日女子應月月滿則海水西盛魚腦充蚌蛤實

經脈溢月晦則海水東盛魚腦減蚌蛤虛經脈衰月有圓缺

陰有長消經脈調暢盈縮按時月滿而來月虧而止者事之

常也金主收斂木主疏泄金斂而木不能泄則過期不來木

疏而金不能斂則先期而至收斂之極乃斷絕而不行疏泄

之甚故崩漏而不止木鬱或中變為熱水鬱則始終皆寒其

重者亡身而殞命其輕者絕產而不生非細故也其凝而不

解者水寒而木鬱也腎肝陰旺經脈凝沍既堙鬱而腐敗乃

成塊而紫黑調經養血之法首以崇陽為主也蓋經水之原

化於已土脾陽左旋溫升而生營血所謂中焦受氣取汁變

化而赤是謂血也靈樞經語血藏於肝而總統於衝任陰中陽盛

生意沛然一承雨露煦嘘長養是以成孕而懷子譬之於土

陽氣冬藏水泉溫暖春水發揚涼解冰消暖氣升騰故萬物

生焉使冬無地下之暖雖有陽和司令亦成寒谷不生矣後

世庸工全昧此理滋陰涼血伐泄生陽鬱蒸膏腴之壤作不毛

之地摧後凋之木為朝華之草目擊此風民深永歎仲景垂

溫經一法吹鄒子之暖律飄虞帝之薰風右訓昭然來者當

熟復而詳味也

閉結

經脈閉結緣於肝木之鬱血者木中之津液也木性喜達木

氣條達故經脈流行不至結澀木氣鬱陷發生不遂則經血

凝澀閉結生焉乙木既陷甲木必逆乙木過陷溫氣不揚則

生下熱甲木衝逆相火不歸則生上熱經脈燔蒸而升降阻

格內無去路則蒸發皮毛泄而爲汗汗出熱退皮毛既闔而

經熱又作熱日作而血日耗汗日泄而陽日敗久而困憊疵

羸眠食廢損人知其經熱之盛而不知其脾陽之虛誤以涼

營泄熱之藥投之脾陽頹敗速之死矣其肝膽固屬燥熱其

脾腎則是濕寒治當分別而調劑之未可專用清涼也益木

生於水而長於土乙木之溫即脾陽之左升也水寒土濕木

氣不達抑鬱盤塞則經脈不逼以其生氣失政而疏泄不行

也未有脾陽健運木陷而血瘀者其肝木之陷咎在於脾其

膽木之逆咎在於胃已土不升則戊土不降中氣莫運故四

維不轉非第肝膽之過也若見其閉結輒用開通中氣已虧

再遭攻下強者幸生弱者立斃十全二三趑非良法也

桂枝丹皮桃仁湯

桂枝三錢　芍藥三錢　丹皮三錢　桃仁三錢　甘草二錢　茯苓三錢　丹參三錢

煎大半盃溫服　上熱加黃芩　中寒加乾薑　中氣不足加人參　血塊堅鞭加鱉甲䗪蟲　脾鬱加砂仁

崩漏

經脉崩漏因於肝木之陷肝木主生意生意暢遂木氣條達則

經血溫升不至下泄生意鬱陷木氣不達經血陷流則病崩

漏木氣踈泄血藏肝木而不致踈泄者氣舉之也氣性降而

血性升氣降於下又隨肝木而左升血升於上又隨肺金而

右降血之在上者有氣以降之血之在下者有氣以升之是

以藏而不泄也肝木鬱陷升發不遂氣愈鬱而愈欲泄木欲

泄而金斂之故梗澀而不利金欲斂而木泄之故淋漓而不

收金能斂而木不能泄則凝瘀而結塞木能泄而金不能斂

則滂沛而橫行其原全由於土敗土者血海之堤防也堤防

堅固則瀾安而波平堤防潰敗故泛濫而傾注崩者堤崩而

河決漏者堤漏而水滲也緣乙木生長於水土水旺土濕脾

陽陷敗不能發達木氣升舉經血於是肝氣下鬱而病崩漏

也後世庸醫崩漏之法荒唐悖謬何足數也

桂枝薑苓湯

桂枝三錢　芍藥三錢　乾薑三錢　丹皮三錢　首烏三錢

甘草二錢　茯苓三錢

煎大半盃溫服　治經漏

桂枝薑苓牡蠣湯

甘草二錢　茯苓三錢　桂枝三錢　芍藥三錢　乾薑三錢　丹皮三錢　首烏三錢　牡蠣
三錢

煎大半盃溫服　治血崩氣虛加人參

　　先期後期

先期者水氣之疏泄崩漏之機也後期者水氣之過鬱閉結
之機也其原總由於脾濕而肝陷木氣鬱陷不得發揚則經
血凝瘀莫能通暢無論先期後期血必結澀而不利其通多
而塞少者水氣泄之故先期而至以經血上行則血室不見
其有餘必月滿陰盈而後來血陷則未及一月而血室已盈
是以來早其塞多而通少者水不能泄則後期而至以水氣
鬱遏疏泄不行期過一月而積蓄既多血室莫容然後續下

是以來遲也

桂枝薑苓湯

丹皮三錢 甘草二錢 茯苓三錢 首烏三錢 乾薑三錢 桂枝三錢 芍藥三錢

煎大半盃溫服 治經水先期

薑苓阿膠湯

丹皮三錢 甘草二錢 桂枝三錢 茯苓三錢 乾薑三錢 丹參三錢 首烏三錢 阿膠三錢

煎大半盃溫服 治經水後期

結瘀紫黑

經水結瘀紫黑血室寒沍而凝澀也血之為性溫則行寒則

滯滯久則埋鬱而腐敗是以成塊而不鮮此以土濕水寒木

氣鬱塞之故庸工謂之血熱據其木鬱生熱而眛其水土之

濕寒禰世非小也

苓桂丹參湯

丹皮三錢　甘草二錢　乾薑三錢　茯苓三錢　桂枝三錢　丹參三錢

煎大半盃溫服

經行腹痛

經行腹痛肝氣鬱塞而刑脾也緣其水土濕寒乙木抑遏血

脈凝澁不暢月滿血盈經水不利水氣壅迫疏泄莫遂鬱勃

衝突克傷脾藏是以腹痛中氣不運胃氣上逆則見惡心嘔

吐之證血下以後經脈疏通水氣鬆和是以痛止此多絕產

不生温燥水土逼經達木經調痛去然後懷子其痛在經後

者血虛肝燥風木克土也以經後血虛肝木失榮枯燥生風

賊傷土氣是以痛作也

苓桂丹參湯

丹皮三錢　甘草二錢　丹參三錢　乾薑三錢　桂枝三錢　茯苓三錢

煎大半盃溫服　治經前腹痛

歸地芍藥湯

當歸三錢　地黃三錢　芍藥三錢　甘草二錢　桂枝三錢　茯苓三錢　首烏三錢

煎大半盃溫服　治經後腹痛

熱入血室

經水適來之時外感中風發熱惡寒七八日後六經既過表

解脈遲熱退身涼而胸脇痞滿狀如結胸語言譫妄神識不

清此謂熱入血室也以少陽之經下胸貫膈而循脅裏少陽

厥陰表裏同氣血藏於厥陰熱入血室同氣相感自厥陰而

傳少陽甲木逆升經氣不降橫塞胸脅故狀如結胸君相感

應相火升炎而爍心液故作譫語肝主血心主脈血行脈中

血熱則心病也蓋經下之時血室新虛風傷衛氣衛氣閉斂

營鬱熱發熱自經絡而入血室勢所自然宜清厥陰少陽之

經泄熱而涼血也

柴胡地黃湯

柴胡<small>三錢</small>黃芩<small>三錢</small>甘草<small>二錢</small>芍藥<small>三錢</small>丹皮<small>三錢</small>地黃<small>三錢</small>

煎大半盃溫服表未解者加蘇葉生薑

雜病根原

婦人之病多在肝脾兩經土濕木鬱生氣不達奇邪淫泆百

病叢生而陽虛積冷者多陰虛結熱者少以其燥熱在肝膽而

濕寒在脾腎土濕木鬱而生表熱者十之八九土燥水虧而

生裏熱者百無一二也

帶下

帶下者陰精之不藏也相火下衰腎水澌寒經血凝瘀結於

少腹阻格陰上濟之路腎水失藏肝木疏泄故精液淫泆

流而為帶帶者任脈之陰旺帶脈之不引也五藏之陰精皆

統於任脈任中陽秘帶脈橫束環腰如帶為之收引故精斂

而不泄任脈寒冱帶脈不引精華流溢是謂帶下水下泄則

火上炎故多有夜熱毛蒸掌煩口燥之證而下寒上熱之原

則過不在於心腎而在於脾胃之濕蓋氣根於腎坎之陽也

升於木火而藏於肺血根於心離之陰也降於金水而藏於

肝金性收斂而木性生發金隨胃降收斂之政行離陰下潛

而化濁陰是以氣涼而水暖木從脾升生發之令暢坎陽上

達而化清陽是以血溫而火清陽不鬱則熱不生陰不鬱則

寒不作也土濕則脾胃不運陰陽莫交陽上鬱而熱生於氣

陰下鬱而寒生於血血寒故凝澀而瘀結也仲景溫經一湯

溫中去濕清金榮木活血行瘀誠為聖法至於瘀血堅凝則

用土瓜根散精液滑泄則用礬石丸法更密矣

溫經湯

人參三錢　甘草二錢　乾薑三錢　桂枝三錢　茯苓三錢　丹皮三錢　當歸三錢　阿膠

錢麥冬三錢芍藥三錢芎藭二錢茱萸二錢

煎一盃溫服　治婦人帶下及少腹寒冷久不受胎或崩

漏下血或經來過多或至期不來陰精流瀉加牡蠣瘀血

堅鞕加桃仁鱉甲

骨蒸

骨蒸者肝木之不達也肝木生於腎水陽根在水春氣一交

隨脾土左升則化肝木木氣升發和煦溫暢及臻夏令水中

之陽盡達於九天則木化而為火木火生長是以骨髓清涼

下熱不生水寒土濕肝木不升溫氣下鬱陷於腎水則骨蒸

夜熱於是病焉以腎主骨也肝木鬱陷而生下熱則木衝

逆而生上熱肝木下陷必克脾土膽木上逆必克戊土脾胃

俱病上不能容而下不能化飲食減損朋肉消瘦淹淹纏綿

漸至不起庸醫不解以為陰虛率以滋陰瀉熱之劑愈敗土

氣土敗陽傷無有不死也是宜燥土暖水升達水氣木鬱條

達熱退風清骨蒸自愈原非陰虛血熱之症清涼之品未可

過用以伐中氣也

苓桂柴胡湯

茯苓三錢　甘草二錢　丹皮三錢　桂枝三錢　芍藥三錢　柴胡三錢半夏三錢

煎大半盃溫服熱蒸不減加生地黃芩蒸退即用乾薑附

子以溫水土

胎妊解

胎妊者土氣所長養也兩精相搏二氣妙凝清升濁降陰陽

肇基血以濡之化其神魂氣以煦之化其精魄氣統於肺血

藏於肝而氣血之根總原於土土者所以滋生氣血培養胎

妊之本也木火以生長之金水以收成之土氣充用四維寄

旺涵養而變化之五氣皆足十月而生矣土衰而四維失灌

藏氣不厚則木不能生生氣不厚則火不能長長氣不厚則

金不能收收氣不厚則水不能成生長之氣溥則胎不發育

收成之氣溥斯胎不堅完木火衰乃傷墮於初結之月金水

弱乃殞落於將成之時血生於木火氣化於水金而土則四

象之中氣也故養胎之要首在培土土運則清其火金而上

不病熱暖其水木而下不病寒木溫而火清則血流而不凝

也金涼而氣暖則氣行而不滯也氣血環抱而煦濡之形神

孳固永無半產之憂矣

結胎

胎妊之結生長資乎木火收成藉乎金水土者四象之母其

絪縕變化煦濡滋養全賴乎土脾以己土而主升升則化陽

而善消胃以戊土而主降降則化陰而善受胎之初結中氣

凝蹇升降之機乍而堙鬱冲和之氣漸而壅滿其始胃氣初

鬱滋味厭常而喜新及其兩月胎成則胃氣阻逆惡心嘔吐

食不能下遲而中氣迴環胃土續降然後能食胃土降則心

火下行而化水脾土升則腎水上交而化火胎氣在中升降

不利乃水偏於下潤而火偏於上炎水潤下者火不交水而

坎陽虛也火炎上者水不濟火而離陰弱也是故妊娠之證

下寒而上熱妊娠之脈尺微而寸洪仲景金匱婦人得平脈

陰脈小弱其人渴不能食無寒熱名妊娠寸爲陽尺爲陰甚

脈小弱者尺之微也素問平人氣象論婦人手少陰脈動甚

者妊子也手少陰之經循臑內後廉而走小指脈動在神門
神門在掌後
銳骨之中

動者寸口必動手少陰脈動者寸之洪也推之左寸脈動者
雖非寸口然太陰之左寸亦可以心候神門脈

右寸必動男胎動於左寸女脈動於右寸亦自然之理也十

九難男脈在關上女脈在關下男子寸大而尺小女子寸小

而尺大者常也胎氣一結虛實易位大小反常緣於中氣之

壅阻也陰陽鬱格最易爲病法宜行鬱理氣爲主未可遽用

填補之劑也

豆蔻苓砂湯

白蔻 一錢 研 生 杏仁 二錢 甘草 一錢 生 砂仁 一錢 炒研 芍藥 二錢 丹皮 三錢 茯苓 三錢

橘皮 一錢

煎大半盂溫服　治胎孕初結惡心嘔吐昏暈燥渴證緣

中氣鬱阻胃土不降以此開鬱降濁清膽火而行肝血內

熱加清涼之味內寒加溫暖之品酌其藏府陰陽而調之

墮胎

胎之結也一月二月木氣生之三月四月火氣生之五月六

月土氣化之七月八月金氣收之九月十月水氣成之五氣

皆足胎完而生矣而土爲四象之母始終全藉乎土中陽

旺則胎氣發育十月滿足不至於墮蓋胎妊之理生發乎木

火收藏於金水而四象之推遷皆中氣之轉運也陽蟄地下

左旋而化乙木和煦溫暢萬物資生者已土之東升也陰凝

天上右轉而化辛金清涼肅殺萬寶告成者戊土之西降也

木升火化而胎氣暢茂金降水生而胎氣堅完生長之氣衰

則胎墮於初結收成之力弱則胎殞於將完其實皆土氣之

虛也土生於火而克於水火旺則土燥而木達火衰則土濕

而木鬱乙木鬱陷而克己土土氣困敗胎妊失養是以善墮

胎妊欲墮腰腹必痛痛者木陷而克土也木生於水而長於

土土濕水寒乙木乃陷三十六難命門者諸精神之所舍原

氣之所係男子以藏精女子以繫胞命門陽敗腎水漸寒侮

土滅火不生肝木木氣鬱陷而賊脾土此胎孕墮傷之原也

薑桂苓參湯

甘草二錢 人參三錢 茯苓三錢 乾薑三錢 桂枝三錢 丹皮三錢

煎大半盂溫服腹痛加砂仁芍藥

胎漏

結胎之後經水滋養子宮化生血肉無有贏餘是以斷而不
行其胎結而經來者必有瘀血阻格緣胎成經斷血室盈滿
不復流溢肝脾陽弱莫能行血養胎之餘易致堙瘀瘀血蓄
積阻礙經絡胎妊漸長隧道壅塞此後之血不得上濟月滿
陰盈於是下漏按其胎之左右必有癥塊或有平日原有宿
癥亦能致此若內無瘀血則是肝脾下陷經血亡脫其胎必
墜若血下而腹痛者則是胞氣壅硋土鬱木陷肝氣賊脾也

金匱名爲胞阻宜疏木達鬱而潤風燥其漏血腹痛自止

桂枝地黃阿膠湯

甘草二錢　地黃三錢　阿膠三錢　當歸三錢　桂枝三錢　芍藥三錢　茯苓三錢　丹皮

煎大半盃溫服　治妊娠血下腹痛者

桂枝茯苓湯

桂枝三錢　茯苓三錢　甘草二錢　丹皮三錢　芍藥三錢　桃仁三錢

煎大半盃溫服　治妊娠下血癥塊連胎者輕者作丸緩

以消之

產後根原

產後血虛氣憊諸病叢生病則永年畢世不得平復彌月之

後氣血續旺乃可無慮蓋妊娠之時胎成一分則母氣盜泄
一分胎氣漸成母氣漸泄十月胎完而母氣耗損十倍尋常
不過數胎而人已衰矣母氣傳子子壯則母虛自然之理也
但十月之內形體雖分而呼吸關通子母同氣胎未離腹不
覺其虛及乎產後胎妊已去氣血未復空洞虛豁不得充灌
動即感傷最易為病胎時氣滯血瘀積瘕未盡癥瘕續成者
事之常也氣血虧乏脾虛肝燥鬱而克土腹痛食減者亦復
不少而痙冒便難尤為易致是謂產後三病血弱經虛表疏
汗泄感襲風寒是以病痙痙者筋脈攣縮頭搖口噤項強而
背折也氣損陽虧凝鬱內陷拳陰閉束是以病冒冒者清氣
幽埋不能透發昏憒而述罔也津枯腸燥陰凝氣結關竅閉

澀是以便難便難者糟粕艱阻不得順下原於道路之梗塞
非關陽旺而火盛也總之脎氣生長盜泄肝脾土虛木賊為
諸病之本土氣不虧不成大病也

桃仁鱉甲湯

桃仁三錢　鱉甲三錢　丹皮三錢　丹參三錢　桂枝三錢　甘草二錢

煎大半盃溫服　治瘀血蓄積木鬱腹痛者內熱加生地

内寒加乾薑

桂枝丹皮地黃湯

桂枝三錢　芍藥三錢　甘草二錢　丹皮三錢　地黃三錢　當歸三錢

煎大半盃溫服　治脾虛肝燥木鬱克土腹痛食減渴欲

飲水者氣虛加人參水寒土濕加乾薑茯苓

桂枝苦蔞首烏湯

桂枝三錢　芍藥三錢　甘草二錢　苦蔞根三錢　首烏三錢　生薑三錢　大棗三枚

煎大半盃溫服　治風傷衛氣而病柔痙發熱汗出者

葛根首烏湯

桂枝三錢　芍藥三錢　甘草二錢　葛根三錢　麻黃一錢　首烏三錢　生薑三錢　大棗三枚

煎大半盃溫服　治寒傷營血而病剛痙發熱無汗者

桂枝茯苓人參湯

人參三錢　甘草二錢　茯苓三錢　桂枝三錢　生薑三錢　大棗三枚

煎大半盃溫服　治陽虛鬱冒

蓯蓉杏仁湯

甘草二錢　杏仁二錢　白蜜一兩　肉蓯蓉三錢

煎大半盃入白蜜溫服　治津虧木燥大便艱難

薑桂苓砂湯

茯苓三錢　甘草二錢　乾薑三錢　桂枝三錢　芍藥三錢　砂仁一錢

煎大半盃入砂仁末溫服　治飲食不消

醫學盛於上古而衰於後世自黃岐立法定經脈和藥石以
治民疾天下遵守莫之或貳於是有和緩扁鵲文藝陽慶倉
公之徒相繼而起各傳其術以博施當世而方藥至張仲景
而立極厥後皇甫謐王叔和孫思邈祖述而發揚之起廢痼
潤枯燃含生育物絶厲消沴黃岐之道於斯為盛自唐以降
其道日衰漸變古制以矜新剏至於金元劉完素為泄火之
說朱彥修作補陰之法海內沿染競相傳習茂視古經傾議
前哲攻擊同異說是非於是為河間之學者與易水之學
爭為丹溪之學者與局方之學爭門戶既分歧途錯出紛紜
擾亂以至於今而古法蕩然矣夫醫雖藝事而拯疾痛係生

死非芝菌星鳥之術可以詭誕其辭也陰陽有紀五行有序
脈絡有度非博辨橫議所能推移其則也一病之作古今如
一非風俗政令有時代之異也一藥之入順逆俄頃非百年
必世可慮遁其說也然而宋元以來數百年間人異其說家
自爲法按之往籍則判若水火綜其會通則背若秦越夫豈
民有異疾藥有異治哉俗學廢古惡舊喜新務爲變動以結
名譽凡在學者莫不皆然而醫其一也故脈訣出而診要亡
本草盛而物性異長沙之書亂而傷寒莫治劉朱之說行而
雜病不起天下之民不死於病而死於醫以生人之道爲殺
人之具豈不哀哉故匹藥或可殊途唯醫必歸一致古經具
在良驗難誣有識之士不能不是古而非今矣余少好醫學

博覽方籍讀黃氏素靈微蘊傷寒懸解其於黃岐秦張之道

若綱在綱有條不紊於是乃求其全書積二十年不可得歲

在己丑承乏館陶貢士張君蘊山爲披校官得其書六種錄

以畀余乃得究其說而益嘆其學之至精長沙而後一火薪

傳非自尊也余既刊素靈微蘊傷寒懸解長沙藥解而四聖

心源爲諸書之會極乃復校而刊之粗舉源流正變以引伸

其說世之爲醫者能讀黃氏書則推脈義而得診法究藥解

而正物性傷寒無夭札之民雜病無膏肓之嘆上可得黃岐

秦張之精次可通叔和思邈之說下可除河間丹溪之弊昭

先聖之大德作生人之大衛不亦懿哉乃規圓習俗膠固

師說未遑研究駮其偏矯失後事之良資爲下士之聞道則

二   宛鄰書屋

非余之所敢知矣道光十二年冬十一月陽湖張琦